スウェーデンの精神科医療改革

奥野敦史　著

渡部健一郎　監修
渡部亜矢子

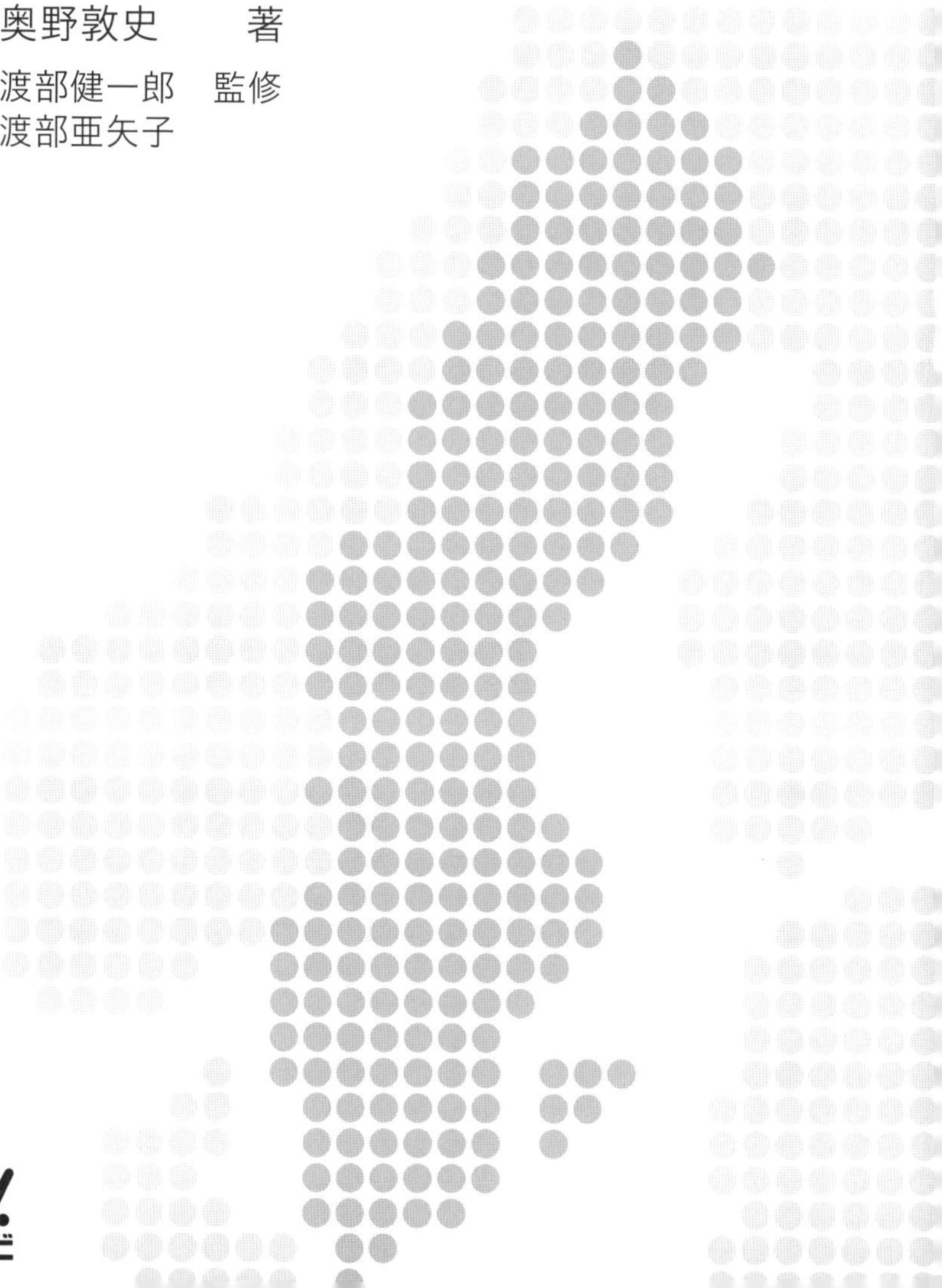

マイナビ

はじめに

　心の病は、現代の私たちの身の回りで静かに浸透、拡散している。２０１４年調査で精神科領域の入院患者は全国に26万人あまり。これは循環器疾患（約24万人）、がん（約15万人）を抑えて最多だ。外来は相対的な順位は下がるが、患者数は25万人あまりで、がん（約23万人）、皮膚科疾患（約28万人）、糖尿病（約22万人）に匹敵している（厚生労働省「平成26年（２０１４）患者調査」）。誰しも周囲を見渡せば、がんで入院、通院した人、アトピー性皮膚炎の人、糖尿病で治療中の人が１人や２人はいるだろう。しかし精神疾患の患者が同数いる、という事実を肌で感じている人はどれほどいるだろうか。

　その理由は「精神疾患は周囲に公表しにくい病気」という意識が依然、日本社会に根強いからだろう。その意識が精神疾患の現状を社会に顕現させず、地下に潜らせている。もちろん医療従事者を中心に懸命な、息の長い啓発活動は続けられている。私は新聞社の医療記者として、20年以上その取り組みを見てきた。メンタルヘルスという言葉が市民権を得る、ストレスチェックが制度化される、うつに関する認識が変わる、認知症、統合失調症など新しい用語が生まれる、などいくつもの成果を実感しているが、それでも社会に通底する意識を変えることは難しく、まだ道半ばだというのが正直な感想だ。

メディアの視点で言うと、「周囲に言い出しにくい」という意識は、情報の滞留を生む。多くの人が「面白い」「役に立つ」と感じ、周囲に言いたくなる情報は、早く広まり、同時に「個別性」が付与される。個別性とは、ここでは「私も経験した」「私も悩んでいた」など、個人の体験をベースにした情報のことを指す。個別性がついた情報は、昔ながらの口コミでも、現代のソーシャルメディアでも伝播力は高い。

しかし「言い出しにくい」という要素が入ると、拡散の速度は一気に遅くなり、個別性は極端につかなくなる。20年前、その典型はがんに関する情報だった。しかしがん領域は大幅に状況が変わった。2016年1月現在、私が編集長を務めるウェブメディア「毎日新聞・医療プレミア」でも、がんに関する情報はソーシャルでの拡散力が高い。

そして未だに滞留しがちなのが精神疾患領域だ。発信方法の工夫はしているつもりだが、十年一昔で似たような話を何度も報じているようなもどかしさがぬぐえない。

精神疾患に関してスウェーデンでの取材が実現した時、期待したのは制度や法律の違いではなく、彼我の社会に通底する意識の差を見ることだ。意識こそ、制度設計や立法の土壊となる。その意味で、まったく日本人と異なるスウェーデン国民の意識を、さまざまな事例から見ることができた今回の取材は、非常に有意義だった。それをまとめたこのレポートはコンパクトではあるが、かの国の情報が乏しい日本において、この領域に関係される方には多少なりと役に立つのではないかと考えている。

最後にこのツアーを主催し、私を招待してくれた平田二朗さん（現・株式会社コメディカル代表取締役）、福田浩紀さん、ツアーをご一緒し、原稿の監修を引き受けてくださった正光会宇和島病院（愛媛県）の渡部健一郎先生、渡部亜矢子先生にお礼を申し上げます。

奥野敦史

目次

スウェーデンの精神科医療から学ぶ、日本の精神科医療の今後のあり方　特別寄稿

福田浩紀

スウェーデン精神科医療視察感想――あとがきにかえて　平田二朗

本文中の記述は特段の断りがない限り、現地取材時（2013年8月）のものです。

序章　スウェーデンという国

スウェーデンという国の具体的なイメージを日本人に尋ねたら、どんな言葉が返ってくるだろうか。寒い、雪国、森林の国といった自然環境を思い起こすもの、高福祉とそれに伴う高い税金を挙げる人もいるだろう。サッカーの強豪国であり、世界最大の家具チェーン、イケアやファストファッションのH&M、通信機器のエリクソンや自動車のサーブなどは世界的に知られた企業だ。ノーベル賞を創設したアルフレッド・ノーベルの故郷であり、平和賞以外の5分野（物理学、化学、生理学・医学、文学、経済学）はスウェーデンで選考、授与される。70年代に世界を席巻したABBAを思い出す人もいるに違いない。

とはいえ、かの国を実際に訪れたことのある日本人はそれほど多くないのではないだろうか。在留邦人は約3500人で、日本在住のスウェーデン人も1500人程度に過ぎない（*1）。スウェーデンの精神医療の現状を見ていく前に、この国の今の姿をまとめてみよう。

自然環境と人々の生活

ノルウェーとともにスカンジナビア半島を構成するスウェーデンの国土は約45万平方キロ。日本の約1・2倍の広さがある。欧州ではロシア、ウクライナ、フランス、スペインに次いで5番目に広い。国土の53％が森林に覆われ、湖は約9万6000個、9％を占める。森にはブルーベリーやラズベリーが自生し、森の多くを占める国有林では市民は自由に取って食べてもいいことになっているという。

約1万年前には国土は数百メートルの氷に覆われていたと見られているが、現在は半島の西海岸を流れるメキシコ湾流の影響で、特に首都ストックホルムなど南部の気候は緯度の割に比較的温暖で、雪も多くはない。ストックホルムの平均気温は1月でマイナス2・8度、7月は17・2度。しかし北極圏に属する北部は夏は白夜となり、冬は厳しい寒さに覆われ、オーロラが観測できる。ストックホルムでも冬至の頃は日の出が午前9時過ぎ、日の入りが午後3時過ぎで、1日中夕方のような暗さだ。そのためかスウェーデンで販売されている自動車はエンジンをかけると常に自動的にヘッドライトがつくようになっている。逆に夏至の頃は深夜まで明るい。

人口は約983万人で日本の12分の1以下、世界でも人口密度の低い国と言える。うち首都ストックホルム市に約91万人、同市を含むストックホルム県（後述）には総人口の5分の1以上の約213万人が住む（いずれも2015年末現在）。公用語はスウェーデン語だが、国民の英語能力は非常に高く、首都ならばほぼ誰とでも英語が通じる。

元々は農業・林業国だが、早くに工業化を進め、欧州でも有数の機械、化学、IT産業国となっている。2012年の国内総生産（GDP）は世界で21位だ（*2）。

そしてスウェーデンと言えば「高負担高福祉」が代名詞。消費税は一部の生活必需品を除いて25％、所得税は30～50％。医師で月収約80万円以上と所得の高い人は、50％以上課税される。大学までの教育は私立学校であってもすべて無料、もちろん医学部も無料で通える。現在、年間950人の医学生が医師になっているが、医師養成には高いコストがかかるため、スウェーデン政府は定員抑制の方針を続けているという。国内で働く医師は、スウェーデン人であってもドイツやデンマークなどで学んだ人が増えつつある。一方、医師の給与水準が高いノルウェーで働くスウェーデン人医師、コメディカルも増加傾向だ。一説にはノルウェーの方が医師の給与が30～40％も高いとも言われる。

国家元首はカール16世グスタフ国王。現在は儀礼的な役割のみを担っている。日本には公式、非公式合わせて16回も訪れており（2015年12月現在）、皇室との交流も深い。国王にはシルヴィア王妃との間に長女ヴィクトリア、長男カール・フィリップ、次女マデレーンの3人の子どもがいる。王位継承権を持つヴィクトリア皇太子は、通っていたスポーツジムのインストラクターだった一般人男性と国王の反対を押し切って結婚、男性版のシンデレラストーリーとして話題を呼んだ。カール・フィリップ王子やマデレーン王女は俳優、女優なみの美貌で世界的に人気も高い。

政治と地方自治

1932年から76年まで、36年の一時期を除き政権を担当した社会民主労働党が、現在まで知られる「高福祉高負担」の世界有数の福祉国家を作り上げ、外交面では武装中立主義を続けた。80年代以後は、新自由主義的な穏健党など保守勢力が党勢を伸ばし、社会民主労働党との間でしばしば政権交代が起きている。冷戦終結後の95年には欧州連合（EU）に加盟した。

2010年9月の総選挙では、与党中道右派連合（穏健党、自由党、中央党、キリスト教民主党）が野党連合（社民党、環境党、左翼党）を上回り政権を維持したが、14年9月の総選挙では敗北。社民党と環境党を中心とした連立政権が成立している。

スウェーデンの地方自治は、コミューン（Kommun）とランスティング（Landsting）という単位で運営されている。コミューンは日本の市に相当する基礎自治体で全国に290ある（*3）。一方、ランスティングは県に相当し、全土で21（18ランスティングと2リージョン、県内に1市しかなくコミューンがランスティングの事務も所管するゴットランド島の合計）ある。ランスティングの主な機能は医療で、スウェーデンの医療機関の多くはランスティングが所管し、いわゆる一般的な一次医療はランスティングの地域医療センターが担う。予算で見てもそのほとんどが医療分野に割り当てられている。コミューンとランスティングのほかに、警察、環境保護や各種の法的、行政面の許認可（たとえば運転免許の交付、更新など）など国の職務を行う出先機関としてレーン（län）があり、ゴットランド島以外はほぼランスティングと境界が一致する（*4）。コミューンもランスティングも4年に1度、議員選挙が行われる。

一方、コミューンの重要な機能は福祉だ。平均して予算の約2割を高齢者福祉、1割強を障害者福祉に振り分けている。精神障害者・患者向けのグループホーム、デイセンターなどの運営もコミューンの管轄。ほかに幼稚園から高校までの教育もコミューンの重要な機能だ。

※本稿ではランスティングを県、コミューンを市と表記する。

第1章　精神科医療の歴史といま

1）アウトライン

スウェーデンの精神科医療をまずはその歴史から概観してみる。国外の医療機関などを対象に、スウェーデンの医療・福祉情報を提供する研修事業などを行っている「スウェーデン・クオリティ・ケア」社のレクチャーをベースに、ひもときたい。

歴史的経緯

近代以降、1960年代までのスウェーデンの精神疾患、精神障害への対応は、閉鎖型の大規模施設に患者を収容し、手厚く介護するなど積極的に医療、福祉を介入させるスタイルを取っていた。精神疾患の患者、精神障害者は法的に無責任の状態とほぼ一律的に考えられ、「一人では何もできない人たちなので病院に入れる」という発想だったという。

60年代、ノーマライゼーションの考え方が出て、障害者もできるだけ健常者と同じ生活ができるよう国が支援すべきという主張が出始めた。特徴的なのは、その主張に基づいて政治に働きかけ、状況を変えるべく活発に動いたのが疾病や障害を持つ当事者たちであったことだ。背景には労働者の当事者団体、つまり労働組合が母体となって19世紀末にできた社会民主労働党がこんにちまで主要政党の一角を占め、世界に名だたるスウェーデンモデルの福祉国家を作り上げてきた歴史がある。国民の中には今も、障害者団体や年金受給者団体は民主主義にとって重要な存在という意識があり、新たな立法を行うときなどは必ず当事者団体との協議が行われるという。

スウェーデンの精神科医療の当事者団体も当時、病院から社会への統合を掲げ、大規模施設ではなく社会の中で当事者自身が自立して他の市民と同様の生活が送れるようにすべきだ、と主張、政治的な運動を展開した。

その結果生じたもっとも大きな変化が、精神科病院の減少だ。１９６７年までは国が精神科病院の運営を担っており、当時、国内には23病院に約３万６０００人の患者が入院していた。多くは閉鎖病棟で、大規模な病院の入院患者は１０００人以上にもなり、事実上、永住する住居のようになっていたという。67年、精神科医療の担務が国から県に移り、以後95年まで、県が精神科医療の担い手となった。

続く大きな転換点が95年だ。この年から精神科医療の大規模な改革が始まった。前述のように、当事者団体の政治活動は80年代に入って大きく力を増し、91年に穏健党が政権を奪取した後、精神科医療の現状調査とそれを踏まえた制度改革を要求、実現させた。調査結果は92年にまとまり、95年から改革がスタートした。

現在までに精神科病院は４４００床までに減っている。一方、精神科医の数は95年以降、30％ほど増えて現在人口10万人あたり38人に達している。


精神科医療に関しては、一つの事件が大きな流れを生んでしまうことがある。２００３年９月11日、首都ストックホルムのデパートで女性のアンナ・リンド外相（当時46歳）が刺殺された。米国ブッシュ政権のアフガニスタン、イラク侵攻を「大きな失敗」として批判し、紛争調停に奔走していたリンド外相は国民の人気が高かったが、彼女を殺害した男が精神疾患を持っていたことが後に分かった（判決は終身刑）。また同じ年には幼稚園の敷地内に精神疾患のある男が侵入し、園児を殺害する事件も起きた。

これを機に再度の精神科医療制度の見直しが行われた。悲惨な事件に精神疾患患者と精神科医療に対する市民の不安は増大したが、政府が設置した制度見直しのための委員会が出した結論は、すべての精神疾患患者、精神障害者に住居を与え、教育や就労の機会も担保するというものだった。60年代以前の大規模閉鎖病棟時代に逆戻りしなかったところが、最大の特徴だ。マスメディアでも事件後しばらくは過激な論調の記事が散見されたが、次第に落ち着き、事件は非常にレアな事例で、原因は精神障害者にあるのではなく国の制度が現状に対応できていなかったためだ、という認識、指摘が生まれてきたという。

現在のすがた

現在のスウェーデンの精神科医療の舞台は、市中各地に開設された外来診療所や通所型施設、一般住宅と同じように作られたグループホームに移っている。患者、当事者が受ける医療、介護などの費用は税金でまかなわれ、必要と判断されれば当人の経済状況と無関係にみな同じ支援が受けられる。スウェーデンの患者たちは基本的に自分の資産や経済状況を心配する必要はないのだが、その分、自分たちが住んでいる県や市が提供している医療、福祉サービスが十分なレベルに達しているかという点には、厳しい目を光らせている。必要とあればこれまで同様、当事者団体を通じて政治的な活動も行っていく、という姿勢だ。

グループホームやデイケアセンターなどの最終的な目標は、利用している患者、障害者が全員、仕事を持つことだ。患者たちを雇用する職場は、患者たちの給料の80％を国から得ることができる。患者たちのためにアシスタントを雇用すれば、その給料は国が出し、さまざまな補助器具の提供も受けられる。しかし、それらサービスがあっても患者たちの失業率は一般の平均より高いのが実情だ。

スウェーデン特有の支援策の一例として、80年代に設立された国営企業、サムハル（Samhall）の存在がある。ここには約2万5０００人の障害者が勤めている。障害者雇用に特化し、スウェーデンで最大級の雇用規模を持つユニークな会社だ。１９８０年に公益法人として設立され、92年に株式会社へと移行した（*11）。さまざまな支援を受けても一般企業で勤められない人は、この会社で働くことができる。当初は身体障害者が中心だったが、今は知的障害、精神障害を持つ人が大幅に増えている。彼らが一般企業への就職にもっとも距離がある人たちだからだ。サムハルは政府がすべての株を持っているため、業務内容は政府が決める。元々は、さまざまな組み立て作業を行う工場を経営していたが、そのような業務の大半が中国など国外に移転したため業態の転換が行われ、現在はサービス業が中心だ。

近年、サムハルの社員は他社に派遣されて働くケースが多い。掃除、洗濯などの業務が一般的で、イケアのショッピングカートの整理などもサムハル社員が担うことが多い仕事だ。工場勤務と異なり、一般の人が彼らの働く姿を見ることができるのは、副次的なメリットと言えるだろう。イケアのような迎える側の社員の間にも障害者への理解が深まっているという。現在ではサムハルで働き、経験を積んだ障害者の5％が毎年、一般会社に転職するという実績もある。

サムハルから派遣された障害者の賃金は、同じ内容の仕事であれば健常者と同じだ。国は最高で月額約30万円までの給与を補助する。職種によって賃金が決まっており、障害者だから減らす、ということは許されない。

一方、一般企業に対して障害者雇用の目標値などは課されていない。その代わりに障害者への差別を禁じる法律があるが、スウェーデンの当事者団体の中には、現実に障害者は健常者より失業率が高いのだからそのような法律では不十分で、日本や米国と同様の数値設定があった方がいいという主張が出ている。しかし労働市場の競争が厳しくなる中、一人で多くの仕事をせねばならない環境が増えているのは他の先進国と同じで、障害者にとって難しい状況になりつつある。

スウェーデンも多くの先進国と同様、高齢化が進みつつある。医療費、介護費ともに増大しつつあり、さすがの高負担高福祉国家でも「これ以上税金を高くすると、企業や高所得者が国を出てしまう」という危惧の声が強い。2006年、中道右派の穏健党を中心とする連立政権が成立したが、従来は新自由主義を掲げていた同党も、近年は伝統的な福祉国家路線に近づく傾向があり、国、そして県や市レベルでもさまざまな試行錯誤が行われている。「社会科学の実験場」とも言われるスウェーデンの実験は現在も続いていると言えるだろう。

２）改革の道のり

前節で紹介した通り、現在のスウェーデンの精神科医療制度は１９９５年以降に行われた大規模な改革の結果、生まれたものだ。

その改革以前よりスウェーデンの精神科医療を現場からけん引してきたキーパーソンがフィリッペ・コスタ医師だ。現在は南ストックホルム精神科病院（Psykiatri Södra Stockholm）の責任者を務める。

コスタ医師は自らについて「私は精神科医療についての取り組み方は他の人とは異なっていると思う。精神科医として働くことを決めた時、医者としてと同時に政治家として働くことを決めたからだ」と語る。スウェーデンの現代精神科医療制度史そのものと言えるコスタ氏のこれまでの活動をインタビューで振り返る。

＊　＊　＊

そもそも精神科の患者の治療は、非常に長い期間がかかる。その間、市民生活を送らないといけないのだから、治療の際には市民として生活する際の権利を同時に考えないといけない、というのが私の発想の原点だ。

80年代、精神疾患患者は二つのグループに分けられていた。あるいは精神科医療自体が二分されていたと言ってもいい。当時は1000床規模の巨大な精神病院が多数あり、患者はそこに長期入院し、強制的な治療が行われていた。それらの病院は多くは閉鎖病棟だった。これが一つ目のグループ。

二つ目は精神科外来での治療だ。80年代前半から設置されはじめた。大規模な精神病院しかなかった時代は、たとえばストックホルム市の半分を一つの病院がカバーしており、そこを退院すると、その後は治療を継続していくことが難しかった。そこで地域をより小さく分割し、セクトという単位を作った。ストックホルム県の場合は27セクトに分割した。セクトごとに入院施設と外来施設を持ち、運営を行う。まずはストックホルム市と北部のルレオという町で試験的に導入され、従来に増して外来診療に力を入れるトライアルが行われた。

結果、入院患者の減少に成功し、それ以降、大規模病院からセクトへの移行が全土で実施された。これによって精神病院の多くが閉鎖され、入院から外来への移行が急激に進み、90年代以降、患者は外来で治療を受けることが普通になった。

それまでは倉庫に入れられるような入院生活を送っていた重度の患者が、セクト化でより人間的な治療を受けられるようになった。患者は病院を出て、住宅、地域に戻る。つまり、一人の市民として仕事をし、自由を持って生活することができるということだ。医師や医療行政側から見ても、退院後は外来で経過を追うことが可能になった。

これらの改革は理想的だったが、もちろん困難もあった。最大の問題は精神科医をはじめとする、この領域で働くプロたちの反発だ。病院で治療を行っている医師は、患者が地域に出ると在宅訪問をしたり、患者の家族や近隣の人と共同作業を行ったりとそれまでよりはるかに深く患者の人生に入り込まないといけない。そこに抵抗があった。しかし本当に必要なのは、患者を社会の中に暮らす人間として見る視点だ。すべての精神科医は社会性という視点を持たねばならないと、私は考えている。

社会の中で患者が実際に生きていくことを考えてもらいたい。すぐに問題になるのは住宅の確保と就職だろう。それは患者が遭遇する精神疾患の「二次的障害」と言うこともできる。精神科医は病を治療する以外に、社会的な問題解決を期待されるわけだ。現代の精神科医は、社会的な視点を持ち、患者の住宅、仕事などを積極的にサポートする。すると患者は精神的に発達し、機能がさらに高まり、結果的に精神科医への依存度が低くなる。

そんな風に働ける精神科医を私は「ソーシャル精神科医」と呼んでいる。

　私が働いていたセクトの一つ、ストックホルム市スカルプネック区のエーンシェデという町は約7万5000人の成人（18歳以上）住民がいた。そこにはかつて160床の精神科病院があったが、83年から86年にかけて閉鎖され、セクト化が行われた。このセクトには患者のための160カ所の仕事場が作られ、共同生活を営む住宅が14カ所、患者たちが日常的に交流したり、学習会などを行ったりするミーティングポイントが2カ所作られた。そんな環境の中で入院患者は25人にまで激減した。エーンシェデはセクト化の理念が実現した、最高の成功例になった。しかしほかのセクトは仕事場、共同住宅、ミーティングポイントなどの整備が行われず、単に精神科病院を解体しただけで、結果的にほとんどのセクトが失敗に終わり、96年までに全セクトが閉鎖されてしまった。

　例外的な成功例を紹介したのは、エーンシェデが病を持つ人を人として総合的に見る手法を取り入れたからこそ、成功したということを言いたいからだ。患者の人間としての権利を守ることが、精神科病院を減らすことにつながった。

　残念ながら、多くの精神科医は心臓外科医や脳外科医のようなスタイルで仕事をしたがった。だから「治療」が終わると仕事も終わりと考えてしまう。しかし精神疾患の患者は、その後もさまざまな「二次的障害」に見舞われ、その結果周囲の人と軋轢を起こす。そこに踏み込んでいくことを面白いと思う精神科医が、残念ながら少なかった。しかし精神科医以外に誰もそんな仕事はしてくれないのだ。

だから私たちの微々たる成功例だけでは、セクト化の事業は継続できなかった。従来型の精神科病院が86年まで存在し、86年から95年まではセクト化が行われた。しかし大半の地域で患者は一般の住宅には戻れなかった。

96年以降、新たな精神科医療改革が始まった。スウェーデンの精神科医療は５つの分野に大別できる。一つは18歳までの児童思春期分野、次に65歳以上の老年期分野、それから司法精神分野、成人・一般の一般精神分野、依存症分野だ。

セクト化に失敗した後、患者周辺の就職、住宅、ミーティングポイントなどの業務はすべて市のもとに業務が移行した。それまでは県と市で分け合っていたのだが、それが結果的に責任の所在が不明確な状況を引き起こしていた。改革以降、医療については全面的に県が担当する。精神科医は県の仕事を担っていて、一言で言えば診断をして薬を処方するのがその仕事だ。患者の人生にかかわる社会的な機能は市の担当。結果、社会的な機能をあわせ持ったソーシャル精神科医はいなくなり、精神科医は薬を処方するだけの昔ながらの機能に戻ってしまったと私は感じている。

どこの国でも精神疾患の患者と言えば危険と思われるし、住民たちは子供たちに危害が及ばないかを心配し、同じアパートの中に患者のための共同住宅ができると地価が落ちると反対する。それでも経済が順調なときは不安に思う程度で済むが、経済が悪化すると具体的な排除の動きにつながる。86年から95年は非常によい傾向にあった。すべての政党は改革を推進する意思を持っていたし、私たちは患者を手放さなかった。彼らが共同住宅で生活し、地下にある共同洗濯室に行くときもそばに付き添った。そのことが周辺の住民の理解と安心を呼び起こしたのだろう。

個人的にはかつてエーンシェデで行っていたように、人間をもっと総合的に見る精神科医療を実現したい。しかし精神科の仕事を他科の一般医療と同等に扱いたいという意見が強い。しかし市に生活関連の業務が移管されたことで、医療スタッフが患者の生活を見る機会がなくなってしまった。市の業務は民営化も進み、業務分担が複雑化している。その中でどのように社会的な視点を持った精神科医療を実践していくかが、これからの課題だろう。（談）

３）現状——南ストックホルム精神科病院の例

現在のスウェーデンの精神科医療の状況を、現在コスタ医師が責任者を務める南ストックホルム精神科病院の実情から見てみよう。

地域と施設の概要

南ストックホルム精神科病院はストックホルム市南部にあり、ストックホルム県全体でもっとも広い地域「南ストックホルム地区」を管轄する。地域内の総人口は約30万5０００人、入院と外来診療、救急外来の機能も有する。さらに09年以来、28万人が住む同地区の郊外地域も担当地域に加えられた。郊外については入院のみを担当し、外来診療は民営の「カピオ」という名称の病院が担当している。２０００年代に入って、医療分野の民間委託が本格的に始まったためで、住民には公立か民営かを選ぶ自由が謳われているという。ちなみにコスタ医師が80年代に成果を上げたエーンシェデもこの南ストックホルム地区にある。

総人口58万５０００人に対し、南ストックホルム精神科病院の入院用ベッドはわずかに151床しかない。この地域は市内でも低所得者が多く、税収も少ないため、意識して外来診療に傾斜させ、同市内の他地域よりベッド数は約3割減らしているという。

入院施設は20～32床ずつ6ユニットに分け、地域のあちこちに分散して設置されており、本院の中にあるベッドはうち一つのユニットのものだけだ。ほかの5ユニットのベッドは、ショッピングセンターやアパートなどに隣接するごく普通のビルの2階や3階に置かれている。

80年代、ストックホルム県のセクトは27に分けられたが、現在は合併、再編され五つの大きな地域に分ける形になった。これらの地域の運営は県が担当するが、そのほかに民間企業が担当する2地域がある。

外来と入院の機能分担は、診断名での区別ではなく症状の軽重で使い分けられている。軽症の場合は外来診療になる。うつ病でも重度で希死念慮がある場合は入院になる。特殊なのは麻薬、アルコールなどの依存症と摂食障害の場合で、これらは専門の特別なクリニックが設置されている（第2章参照）。

前節でのコスタ医師の解説の通り、現在のスウェーデンでは県が医療を、市が患者の生活支援を行うという役割分担が行われている。病院の病床数を管理しているのも県で、近年誕生してきた民営の外来クリニックも県と契約を結ぶ。ちなみに司法精神科による強制的な治療は、民間医療機関は行うことができない。

病院運営にあたっては、県は大枠の予算を決めるのみでその予算をどのように実現するかは個々の病院に大きな裁量がある。しかしここにも問題はあり、医師の人件費はずっと削減される傾向がある。また低所得者層の多い南ストックホルムと富裕層の多い北ストックホルムを比べると、南は住民一人あたりの予算額が低く、南ストックホルム精神科病院は北部と比べて同じ医療を安価で患者に提供せねばならない状態だという。

南ストックホルム精神科病院ではケースマネジャーが重要な役割を担っている。原則として、ケースマネジャーはその患者をよく理解しているコメディカルスタッフから選ばれる。09年までは外来患者も入院患者も同じケースマネジャーが兼任していたが、09年以降は入院患者には専任のマネジャーが付き、外来とは別になった。これは入院患者に必要な急性期医療においては、患者との信頼関係をより密に築くことがケースマネジャーに求められるための措置だという。ケースマネジャーは患者と常にコンタクトを取り、患者が行政などさまざまな機関とコンタクトする際のフォローも担当する。

各地に分散している病院の入院施設周辺の風景を見ると、ショッピングモールのような集客施設、小さな子供たちがたくさん遊んでいる噴水のある公園などがすぐ近くにあり、多くの人が持つ精神科病院のイメージとの格差に驚かされる。このような環境を確保するのも、普段の住居や家族に近い環境を作るという発想がベースにあるためだ。現在では、この環境が気に入れば管轄の地区外、たとえば北ストックホルムの住民がここに入院することもできる。実際に全患者の17～20％が居住地と違う病院を選んでいる。問題は「人気」のあるエリアに患者が集中したとしても、地区ごとの予算配分は動かないことだ。唯一、民営病院を患者が選択した場合はそちらに予算が回される。


南ストックホルム精神科病院の救急外来は毎日8時から22時まで。それ以外の夜間、新規の急患はストックホルム県では唯一、聖ヨーラン精神科病院のみが受け付けている。ただし治療中の患者はいつ病院に来ても構わない仕組みだ。

南ストックホルム精神科病院ではここ10年、特に病院運営に患者の参加を促すことに力を入れている。2人の元患者を雇用し、治療にも経営にも患者の視点での意見を取り入れている。２人は毎週入院患者にヒアリングを行う。例えばある入院施設では食事が美味しくないという意見を聞き出してきた。そこで食事の委託業者を替えて苦情は少なくなったという。

診療の実際

入院から外来、閉鎖から開放へと劇的にシフトしてきたスウェーデンの精神科医療の現場において、非常に重要な役目を担うのが「精神科外来」だ。

南ストックホルム精神科病院のガッサン・シャーラ医師によると、同病院に来る患者は、①各地の初期医療センターから紹介されるケース、②患者自身が紹介なく受診するケース、③他の病院から依頼、紹介されてくるケースがある。患者はまず「精神神経医学科外来」を受診し、最初の診断が行われる。同病院の場合、精神科医２人、心理療法士６人がこれにあたり、年間２２０例の診断を行う。ただし完全な新患ではなく、既往のある人も含まれる。ちなみに精神神経医学（Neuropsychiatry）科は、一般精神科とは別の診療科で自閉症、ＡＤＨＤ（注意欠陥多動性障害）、発達障害などを診る科だ。シャーラ医師は「先天的な障害を診る科」と説明する。多くは外来患者で入院患者のうち同科の患者は５％、残りは統合失調症や双極性障害など一般精神科の患者が占める。

精神神経医学科での診断、治療は、医師によるインタビューから始まる。患者にこれまでの生い立ちの中で難しかったこと、つらかったこと、現在面している困難などを2〜4時間をかけて聞き取っていく。患者を子供の頃から知っている家族や友人へのインタビューも行い、身体の動き方、言語の発達の経緯、さらには学校の成績表、親の妊娠中や出産時の状態まで確認する。ＡＤＨＤの可能性がある場合は、学校で集中の持続が難しかったか、仕事中などに衝動性のコントロールがうまくできるかなどといったことが重要な質問だ。さらに心理療法士が神経心理テストを行い、認知機能に関する判定を行って記憶、集中力、問題解決能力、言語理解力、表現力などを見る。

すべてのテスト、インタビューの後、医師の判断が記録される。その患者の優れた部分、弱い部分、そして診断名、必要な対応策、治療法が記載される。

南ストックホルム精神科病院が対象としている患者は18歳以上の成人。アルコールや薬物の依存症の患者は専門の医療機関が担当する。ただし南ストックホルム精神科病院の患者、特にＡＤＨＤの患者グループには依存症の既往がある例も多く、外来の患者の場合はより慎重な診断を行うため4〜5回の家庭訪問も併せて行うという。ほかに軽度〜中等度の知的障害の患者が来ることもあり、非常に幅広く、患者を受け入れている状況だ。

視点を変えて患者側の団体である中央ストックホルム統合失調症協会（第4章参照）から見た精神科外来の現状を補足する。急性期症状があり緊急を要する患者への対応はほぼ待たされることはなく、迅速に診断、治療ができているという。緊急性の低い患者の場合で約1週間～数週間程度。時間がかかるのは自閉症や発達障害の精密検査で半年くらいを要する。協会は一般成人を対象とする一般精神科外来と18歳以下を診る児童思春期精神科外来の連携が不十分なことが、今の最大の課題だと指摘している。

第2章　依存症治療

スウェーデンでは精神科領域の疾患のうち、アルコール、薬物などの依存症の治療は通常の精神科外来ではなく、専門の医療機関で行われている。アルコール依存症患者の専門機関の一つ「ストックホルム・アルコール依存症センター」の責任者、ヨアン・フランク氏は精神科医でカロリンスカ研究所の教授。公衆衛生の専門家、スヴェル・アンドレアソン教授とともに、治療にあたっている。

アルコール依存症センターの概要

同センターも基本的に外来専門のクリニックで、公費で運営されている。センターのビジョンは「依存症患者と家族のQOL（生活の質）を上げること」。フランク教授曰く、「注目すべきは『患者が依存症を離脱すること』を目標としていない点だ」という。依存症は長期間、あらゆる治療を行っても完全に依存から抜けられない場合がある。センターのビジョンはそんな患者も助けるという意思表示だ。

２００万人を超えるストックホルム県の人口のうち何らかの依存症の患者は約２万２０００人。つまり人口の約１％がセンターの患者となり得る。３分の１が女性で漸増傾向だ。半数がアルコール依存、４分の1が薬物依存で、残りは複数の依存症がミックスしている。

センターは独自のアルコール、薬物中毒専門救急外来を持っており、こちらでも年間1万５０００人を診ている。規模としてはスウェーデン最大の精神科救急施設だ。ベッドは合計60床のみで、年間1万２０００例の入院症例があるが、それぞれの入院期間は非常に短い。依存症患者の入院は約20年前までは非常に長く、医療費もきわめて高かったというが、現在は90％の患者を外来で対応している。入院が必要なのはきわめて重度の患者、身体状態が悪い人、複数の精神疾患が重複したり、自殺、暴力のリスクがある人に限られる。

年間予算は5億５０００万クローナ（約77億円）に達する。職員は約６５０人、うち１００人が医師で２５０人が正看護師、40人が心理療法士だ。残りは高校の介護教育プログラムを出た精神科看護師と日本の准看護師に近いスタッフと管理部門になる。

依存症治療で重要なのは治療やケアの継続性だ。治療に関するデータはコンピューターシステムで管理されており、どんな患者にどのような治療が行われたか随時集計が行われている。学術面では、カロリンスカ研究所とパートナーシップを組み、センターの外来窓口はストックホルム県内の全26市に設置されている。治療以外の福祉サービスは市が責任を持っているが、医療側がそれを担うべきだという議論もスウェーデン内に根強くある。他の欧州各国では地域でのサービスを含めて、病院が患者をフォローしている国も多い。

センターの医師たちは、依存症に関しては非常に深い知識を持つが、制度としての依存症専門医はスウェーデンにない。そのため、センターは依存症患者のみを診ているが、専門の標榜はない。もし一般的な精神疾患を持つ患者が来た場合は、特殊な症例でない限りフランク教授らが診断、治療にあたるが、外部の専門性の高い医療機関との連携も行っている。

センターはストックホルム県の患者の総数の60%を担当している。県内には2つの民営クリニックもあり、一つが患者の35%、もう一つが5%を診ているという状況だ。民営への委託は15年前から始まった。その頃からセンターで働くフランク教授は「当時、政治家たちに公立のセンターは金がかかりすぎると言われ続けて非常にフラストレーションがたまった。今は経費は民営より抑え、患者はより多くなった。ストックホルムの精神科医療はよりよくなってきたと思う」とコメントしている。

直面する依存症治療の課題

フランク教授が指摘するアルコール依存症治療での問題は、脳の飲酒欲求を抑える薬剤、アカンプロセート（商品名『キャンプラル（Campral）』）の使用が非常に少ないこと。この薬は日本でも２０１３年に認可され（商品名「レグテクト」）、使われ始めている。使用量が少ない理由は、依存症の専門家以外の精神科医やその他の患者周囲の人たちの中に、アルコール依存症を医療の対象とみなさない考え方が依然残っているからだという。

「彼らは依存症を社会的な問題と考えている。疾病としてとらえないために、薬物治療が効果的だと考えない」とフランク教授は批判する。専門外の医師たちは、薬剤の効果が不十分だと使用する意味はないと考えてしまうが、フランク教授は「高血圧や脳血管障害の患者に使われているそれぞれの治療薬と同程度の効果はある」と反論する。また患者側の特性も使用率が伸びない原因になる。抗うつ剤プロザックを処方してほしいと熱望するうつ病患者は世界中に多数いるが、アカンプロセートを希望するアルコール依存症患者はほとんどいない。

アルコール依存症の問題が、専門医以外に認知されていないのは日本でもさほど変わりはない。フランク教授は世界中の多くの医師が「アルコール依存症は医療的な問題でない」と考えていることが、非常に危険だと指摘する。「アルコール依存症はすべての精神科の疾患の中でもっともポピュラーな病気だと言っている。非常に遺伝性が高く、脳に甚大な影響を及ぼす。動物実験では人間以外のほ乳類だけでなく鳥類でもアルコール依存症のモデルを作ることができる。危険かつきわめて一般的な病なんだ」。

もう一つの重要な問題は、ADHDを併発している依存症患者の増加だ。

ADHDなど発達障害の増加は、診断基準が変わりそれに基づいて診断名が付けられることになったため起きたことでもあるが、治療に用いるメチルフェニデートなど中枢神経刺激薬の使用量が激増しているという。中枢神経刺激薬は覚醒剤とほぼ同じ種類の薬だ。つまり依存症患者を依存性が懸念される中枢神経刺激薬で治療する事態になっている、という。

一般精神科の患者の非常に多くがアルコールや薬物への依存の問題も抱えている。フランク教授らは一般精神科の医師に向けて、依存症の併存にも注目するよう意識改革を求めている。

第3章　デイケア

スウェーデンの精神科医療は医療を県が、生活を支援する福祉面の事業を市が担当している。ストックホルム市の北隣、テビー市はストックホルム市のベッドタウンでもある静かな町。約6万5000人が住むこの街でも、市によって患者に密着したさまざまな施策がとられている。

市が担う患者の生活支援サービス

現代のスウェーデンの精神科医療において医療を提供するのが県の役割ならば、市のもっとも重要な役割は患者の生活支援だ。住宅と仕事、あるいは仕事の代わりになるデイサービスを提供することがその役割の中心と言える。テビー市も「ノヴァセンター」という一戸建ての拠点施設をベースに、さまざまな事業を行っている。

テビー市はスウェーデンの空の玄関であるアーランダ国際空港の近く、自営業者が多い住民は経済的に余裕があり、教育レベルも高い地域だ。視察した２０１３年夏現在、市政は右派の穏健党が優位で、伝統の公的な高福祉政策とは異なり、新自由主義的で市民の選択の自由を重視し、民間委託を増やす政策をとっている。

行政が特定の疾患の患者に住宅や仕事を提供すること自体、日本ではなじみがない。日本では情報提供と斡旋程度にとどまるからだ。

一般的にスウェーデンの精神科医療は国、県、市の３つが機能を分担している。まず国は精神科医療に関する知識の蓄積や研究を推進する。県は医療に責任を持つ。そして市が患者の日常生活へのサポートを行う。市は市内各地にある精神科外来と共同で仕事をすることが非常に多いが、精神科外来は県の管轄だ。たとえば外来に通院したり、病院に入院していた患者が住宅に戻る時など、県と市で節目ごとに密接な連携が必要だが、明確に機能分担がされた半面、共同作業が難しくなった、とテビー市の担当者、ケネス・ヘレンさんは言う。

また患者の経済面の支援も市が担当する。スウェーデンでは長期にわたって精神疾患を持つ人はほぼ１００％、早期年金をもらっている。若い人、病歴の浅い人も給付金が出る。年金は一定期間仕事した経験のある人は、その時の所得がベースになり、まったく仕事をしたことがない人は最低ランクで月額７０００～８０００クローナ（約10万～12万５０００円）。病気や精神障害の重さでは金額は変わらず、すべて病気になる前にどれくらい仕事をしていたかで決まる。

「日常生活のサポート」という業務の性格上、市の仕事は徹底的に患者個々の状況に対応して行われる。そのため、患者層の変化に大きな影響を受けている。前章で紹介したように、複数の精神疾患を持つ患者が増えた。スウェーデンで精神神経医学科という領域に含まれるＡＤＨＤなどの発達障害、そして依存症と自殺志願者が増加している。ヘレンさんら市の担当者の目標は、患者が社会の一員として自立した生活を送れるようにすることだが、超えねばならない課題は数多い。

サポートの実際

テビー市で精神疾患患者へのサポート業務に従事するスタッフは45人。准看護師、介護士、作業療法士などが含まれている。市および近隣地区の約２００人の精神疾患患者のうち、サポートしている患者は85人いる。スタッフの仕事は、ホームヘルパーと異なり、仕事でも掃除や洗濯などの家事でも作業はすべて患者自身が一緒に行う点だ。できないことを手伝うサポーターであって代理にすべてを行う人ではない、とヘレンさんは強調する。

患者が初めて生活サポートを受けることになると、多くは医療を受け持つ県から市へ連絡が入り、市のサポートスタッフと査定士が家庭訪問をし、患者の症状や背景があるかをつぶさに調べる「ニーズ査定」を行う。一人一人の生活の目標を決め、同時に暴力をふるう可能性があるか、妄想など急性の精神症状の兆候がないかなどをチェックして、原則患者とサポートスタッフ、マンツーマンの担当が決められる。

中核であるノヴァセンターの職員は15人で、精神疾患や介護の専門職のほか手芸や木工などの工芸やＩＴのインストラクターなどデイサービスの支援スタッフがいる。デイサービスの参加者が最初に行うのは、自分の時間割を決めること。スケジュールを立てて生活する習慣を身につけるためだ。

患者は1日数時間、週に数日センターを訪れる。まずは何かやりたいこと、やりがいを感じることを見つけ、スケジュールにのっとって生活にリズムをつけることが最初の目標だ。最終的には職に就くことを目標に掲げ、そこに近づく計画をサポートスタッフと一緒に立て、実行に移していく。

すべての患者の家には市からサポートスタッフが通っているが、ヘレンさんは「スタッフの訪問が始まると患者は次第に外に出て、逆にデイサービスに通うようになる。訪問サービスは患者が社会に出るための種まきの役目もある」と説明する。利用料はテビー市民の患者なら完全に無料。近隣の市から来る10人ほどの患者は必要な介護レベルによって、1カ月3800〜1万6000クローナ（約5万5000〜23万円）の料金がかかるが住所地の市が負担する。

市郊外にあるノヴァセンターのほか、市の中心部にはミーティングポイントという一軒家の施設もある。こちらは市のニーズ査定を受けず、市役所とのコンタクトも予約もなしに使える交流施設で、患者が自由に来て新聞を読んだり、コーヒーを飲んだりする憩いの場になっている。後述の通り、ノヴァセンターはさまざまな仕事に代わるデイサービスを行う場所なので、定年年齢を過ぎた高齢者など「働きたくない」と思う患者は、ミーティングポイントを利用するケースが多い。

充実したデイサービス

ノヴァセンターで行われるデイサービスはすべて「仕事」の代替と考えられている。そのメニューは、食堂と調理場、織物や編み物、木工の家具や革細工の装飾品づくり、陶芸、庭造りなどの園芸、そして今もっとも参加者が多いコンピューターに関する部門などだ。それぞれに専門の講師、インストラクターがいる。参加者は初心者が多いが、プロレベルの技術を持つ人もいる。たとえばコンピューターのプログラマーやデザイナー、企業や店舗向けのFacebookページの作成や写真の加工、オンラインの経理業務で仕事を得ている例などだ。木工や革細工、陶器などは販売されており、草刈りなどの仕事を外部からセンターが受託することもある。健康維持のための水泳や散歩、筋力トレーニングなどのスポーツのメニューも別途設けている。

デイサービスは基本的にグループごとの活動で、5～8人の参加者にスタッフ一人の割合だ。必要なサポートの量と質によって複数のスタッフが入れられることもある。ちなみに昼食は無料。精神疾患には食事の影響が大きいという考えから、メニューは配慮をこらしたものを用意しているという。通所者以外も通常のレストランの半額程度、35クローナ（約500円）で食べることができる。

センターで一定期間活動し、技術を身につけて「仕事をしたい」という目標が生まれた参加者は外部の会社に実習に出て、さらにはそこに就職することも可能だ。特徴的なのは「雇用先」として企業とあらかじめ契約したり、リストアップしたりしているのではなく、センターが当事者にヒアリングをして適性を調べ、一からその人に合う会社を探して契約することだ。「徹底的に個人に対応する」姿勢が貫かれている。実習中の参加者は視察時（2013年8月）、12人だったが、09年頃は最多で30人が実習に出ていたという。同種の仕事は職業斡旋所も行っているが、斡旋所は短期のうちに職場復帰できる人が対象だ。ノヴァセンターの参加者の多くは、長期間仕事から離れている人ばかりで、斡旋所は対応が難しい。ヘレンさんは「センターは当事者がやりがいのある仕事を選ぶためにゆっくり仕事を探す。細かいリクエストにも対応しやすいだろう」と話す。

センターで自分の才能を発見し、より高いレベルで試したいと考える人もいる。そんな人にはさらに高度な教育を受けるためのサポートシステムもあり、大学入学まで対応している。

ヘレンさんらスタッフはサポートの充実に奔走しているが、センターに来るかどうか、デイサービスに参加するか否かはすべて患者の自由意志だ。統合失調症などで家から出ようとしない患者でも参加を強制することはできない。センターは自主的に参加に導く努力を続けているが、重症患者のモチベーションを高めるのはやはり困難で、大きな課題になっている。

対策の一つとして、センターには自分を担当している信頼できる生活サポートスタッフを連れてくることができる。何より患者に安心をもたらすための措置だ。またデイサービスに参加している過程で、ノヴァセンターのスタッフから専任の生活サポートスタッフを申請するよう、患者にアドバイスをする例もある。

患者の家族との関係も重要だ。ヘレンさんはじめスタッフは一様に「家族がケアに参加してくれると非常に良い効果が生まれる。総合的に患者を見て、精神面の変化の見極めも早くなり、サポートが適切にできる」と声を揃える。ノヴァセンターでは年に４回、患者・当事者と家族の会が一緒にミーティングを行っている。またクリスマスパーティやスウェーデンの夏の風物詩である夏至祭のザリガニパーティ（親しい仲間で食用のザリガニを食べる会）などのイベントや、毎年冬にセンターを公開するオープンハウスを行って、バザーを開いている。多くの患者たちが家族や友人、知人を招待する人気イベントで、寒く暗い冬に行うのは冬季うつ病のリスク軽減のためでもある。

一方でスウェーデンは自己決定の権利を尊重する社会だ。統合失調症の患者であっても成人であれば家族の協力を求めるか拒むか、選択する権利を持つ。ノヴァセンターでケア計画を立てるときも、患者に家族を連れてくるよう仕向けるが、断るのも当人の権利として認められている。

居住サポート事業

デイサービスと並ぶノヴァセンターの事業の両輪は、患者が住む家の提供だ。患者はもともと住んでいた自宅や市が手配したアパートのこ

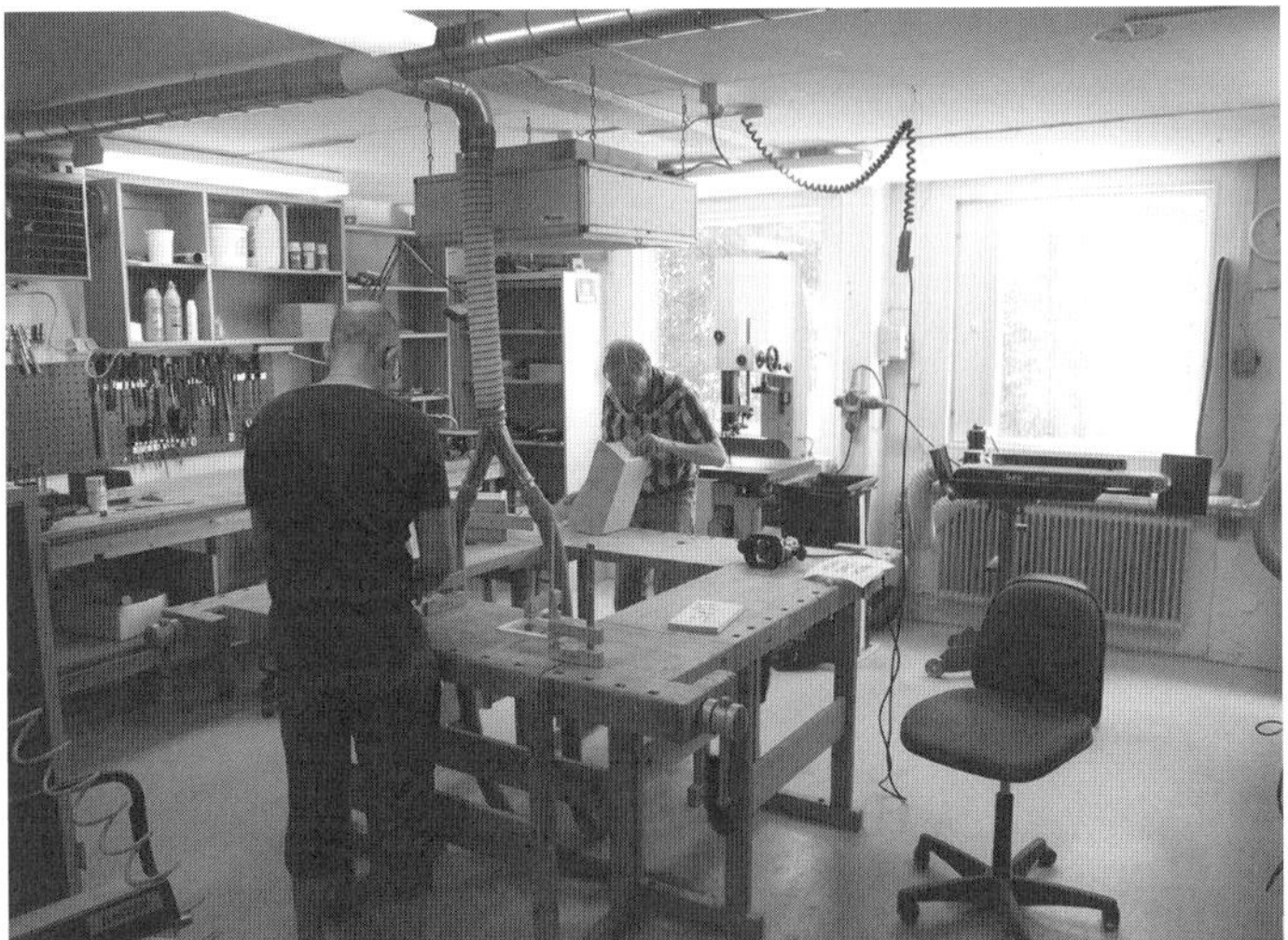

（写真）テビー市ノヴァセンター内の木工室。家具や装飾品など本格的な木工品が作られている＝2013年8月

ともあるが、より手厚いサポートが必要な人のために作られた特別住宅もある。統合失調症など症状が重い人向けとやや軽症な人向けの2種類があり、どちらにも精神疾患ケアの教育を受けた准看護師資格のスタッフが24時間態勢で常駐している。テビー市には2種類が1施設ずつあり、いずれも通常の賃貸アパートの一部を借り上げた部屋だ。共同で使うリビングやキッチンがあり、トイレは各部屋に備わっている、日本でも最近増えているシェアハウスやソーシャルアパートメントのようなタイプの住居だ。両施設合わせて30人が利用中という。

重症者用の住宅は施錠できるところとできないところがある。ここでも一人で生活できない人、たとえば急性の精神症状がある人、自分の意志で治療を拒絶する人、自傷や他人への攻撃のリスクがある人は、医師の判断で強制的な治療を行い、施錠も可能な病院に入院させることがある。

現在の課題は部屋探しだという。日本でも同じだが、賃貸住宅の契約をする際にはきちんと職を持って所得があるということが基本だ。その点で精神疾患患者はハンディがあるうえ、テビー市の場合は賃貸契約ができるアパートが非常に少ないという事情もある。市は特別住宅とは別にトレーニングアパートという主に身体の機能が低下した人向けの住宅を用意しているが、「身体機能の低下が精神に影響しているのか、精神疾患の影響で身体機能が衰えているのか、見極めないと使うのが難しい」とテビー市の住宅サポート部門担当者、ヨハンナ・ファンデン・ブッシェさんは言う。

驚くのは「精神疾患自体を理由として、賃貸契約を断られるケースはない」とブッシェさんらが断言することだ。影響するのは経済面、つまり収入だけ。家賃が払えず家を追い出される人や、暴力や叫び声をあげるなどの強い精神症状が出て家を出なければならなくなることはあるが、家探しの時に疾患を隠す必要はないという。

現在のテビー市の特別住宅は95年の精神科医療改革が起きてからつくられたが、その時も反対運動は起きていない。周辺住民への情報提供はかなり丁寧に行われ、市民が持っている恐怖心を払拭する努力はされたが、それで問題は解決している。日本ではそうはいかないだろう。

家を失った人はホームレスになる。その人が精神疾患患者である場合、疾患にきわめて悪い影響を及ぼす。安心して暮らせる家の確保に、テビー市のスタッフが腐心しているのもその大切さを肌で感じているからだろう。

患者の個性を尊重した対応を

テビー市内の約２００人の精神疾患患者の内訳を見ると、妄想、幻覚を伴う精神疾患が60％で最も多い。ほかにＡＤＨＤや自閉症、パーソナリティ障害、双極性障害など多様な症状を持つ人がいる。当然、ノヴァセンターに通っている間に診断名が変わっていく人もいる。センター側のスタッフにとって重要なのは診断名ではなく、どの程度の機能低下、特に認知機能の低下があるかという点だ。

現場では疾患名による患者のグループ分けは行われていない。年齢については高齢者の中に若者が一人入るようなことのないよう、配慮は行われている。ヘレンさんは「同じ趣味、一緒にいて楽しそうな人同士がグループになるようにしている。ここに来るまで一人で部屋の中にいた人たちなので、できたもの（グループ）に人を入れるのではなく、その人にいま何が必要か考えてグループとプログラムを作らないといけない」と言う。

特に注意を配っているのは自殺企図がある人だという。その患者の主治医がいる精神科外来と連携して特別の監視態勢も取る。精神科外来からはその患者の疾病のプロフィール、生活史を含む個人的なバックグラウンドの情報が届き、センターとの相互判断で監視を行うかどうかを決める。また患者自身の状態がよいときには事前に「あなたは病状が悪化し、希死念慮が生まれてくるときには、どのような状態になるか」というヒアリングが行われ、リスク感知の情報として活用される。そうした対策を取っていても、自殺リスクが高まったと判断した場合は、速やかに精神科病院に患者を移す。ヘレンさんは「私たちの任務は医療ではない。必要なとき、迅速に医療の専門家に引き渡すのも私たちの責任だ」と話す。

バックグラウンドに市民と社会の理解

住宅にしてもデイサービスにしても、テビー市の活動は市民の深い理解と支援がなければ成り立たないと思われる。

ブッシェさんは「90年代の精神科改革の後、社会への情報発信にかなり力を入れた」と振り返る。そして「スウェーデンの国民性が寛容だとか、障害への理解が深いというわけではない。改革以降、情報発信を続けている期間がかなり長くなった成果だろう」と話す。

前章までで述べたように、改革前の精神科病院はほとんどが閉鎖病棟で、市民には見えない存在だった。オープン化され情報提供が行われて、市民の精神疾患への恐怖心が次第に薄れたという。

情報提供は国のほか、患者・当事者の協会、家族協会がメディアを通じて繰り返し行ってきた。また患者自身が積極的に社会に出て行くことで人々の恐怖心も薄れ、うつ病などについてオープンに話される環境が作られていった、とブッシェさんらは口を揃える。

高福祉国家は単に国政からのトップダウンで実現するものではない。市民の精神科医療への理解の高さと深さは、スウェーデンが苦労しながら長年取り組んできた医療改革の最大の成果かもしれない。

第4章　統合失調症

統合失調症ほど「もっとも深刻な精神疾患」「恐ろしい不治の病気」という事実にそぐわない極端なイメージが人口に膾炙《かいしゃ》している疾患も少ないだろう。実際は約100人に1人がかかる頻度の高い疾患だが（*5）、多くの患者が治療によって完全かつ長期的な回復を実現している。治療は薬に加えて心理・社会的なケアが重要なのが特徴で、家族や地域、社会全体の支えそのものが治療になる。スウェーデンの患者と家族で組織する当事者団体の活動と、カロリンスカ研究所を中心に作成された患者支援ガイドラインを紹介する。

1）患者と家族の活動──統合失調症協会

患者と家族でつくる協会の役割

ストックホルムの中心部、古いビルの1階に北欧らしい鮮やかな色遣いの内装が見える。ストックホルム市立クングスホルメン図書館だ。館内の一番奥に、居心地の良さそうなカフェがある。ストックホルムの統合失調症協会が運営する店舗で、働くスタッフは皆、統合失調症の経験者だ。しかしそれと聞かずに入ればサービスも雰囲気も、街中の普通のカフェと違いを見つけることはできない。

図書館と同じビルの上階にある事務所で、ウラ・エルヴィン・エクストルム・スウェーデン統合失調症協会連合会副会長が言う。

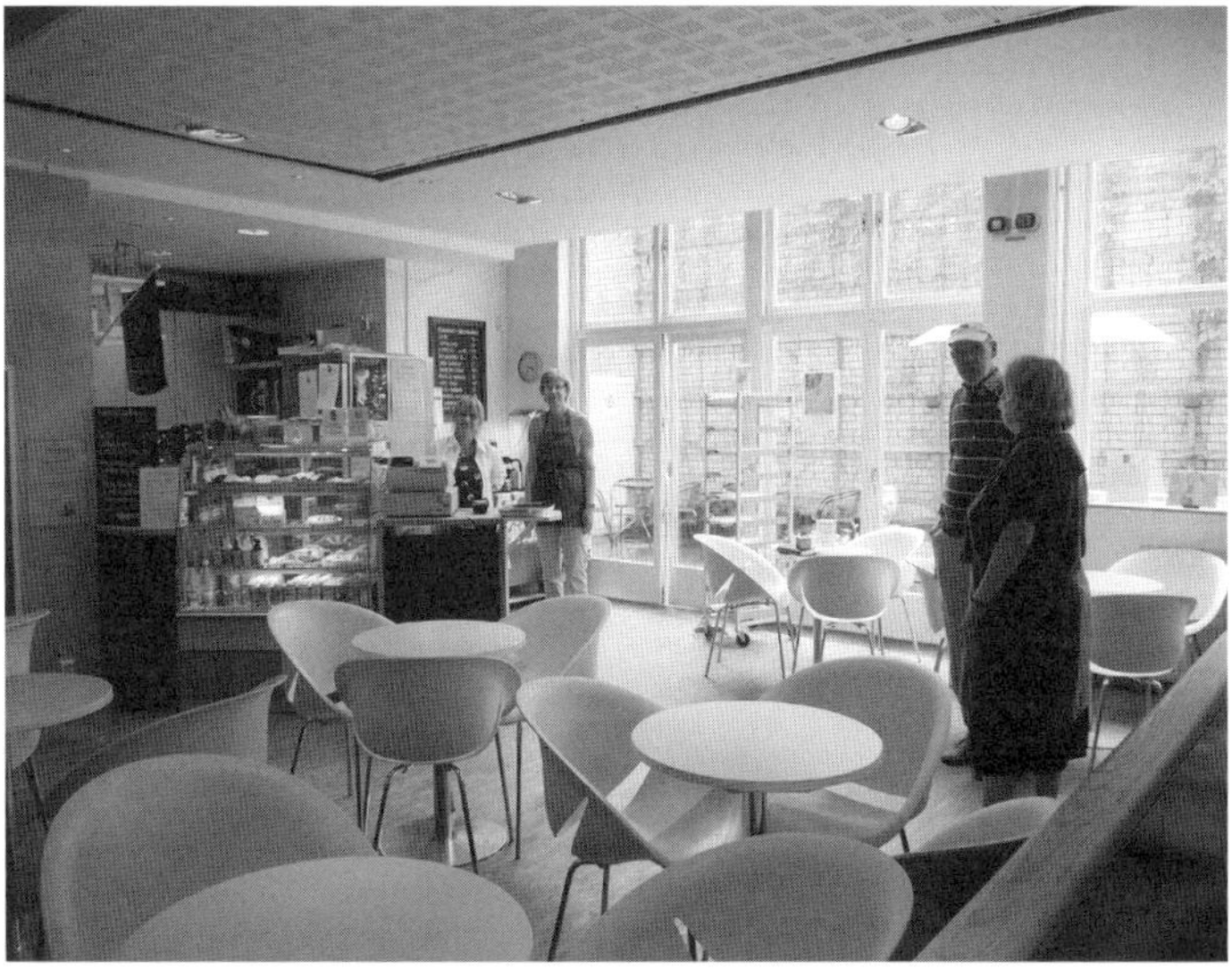

（写真）クングスホルメン図書館にあるカフェ。明るいテラス席もある。スタッフの女性2人（左）は統合失調症の経験者だ。右端の女性はエクストルム・スウェーデン統合失調症協会連合会副会長＝2013年8月

「私たちの協会と同じビルにある図書館が改装してカフェをつくると聞き、我々からコンタクトを取ったのです。カフェで私たちの仲間が働くことができないかと。静かな図書館の雰囲気は会員の職業訓練の場として最適だと思ったので」。カフェでは3人の統合失調症経験者が立ち働き、コーヒーと共に提供している菓子は市のデイサービスで作られているものだ。「図書館は歓迎してくれました。利用者にはカフェの運営に協会がかかわっていることを知らせるチラシを配りました」。図書館の利用者ともカフェの客とも、トラブルは起きていないという。

連合会は各地の60の統合失調症協会で組織される。スウェーデン全土を6つのエリアに分け、それぞれ10協会が所属している。エクストルム副会長は、中央ストックホルム統合失調症協会（ＩＦＳ）の創設者で会長も兼務している。クングスホルメン図書館のビルに入っているのはＩＦＳの事務所で、すぐ近くの別の建物に4人の常勤スタッフがいる連合会の本部が入っている。

各地の協会の仕事は主に3つある。第一に会員に対する業務。会員は80％が統合失調症患者の家族で、協会も家族会的な性格が強い。協会は家族に向けた講演会や心理療法士によるレクチャー、家族同士の学習サークルなどを用意している。子供が統合失調症になったときの家族を支える活動だ。

第二に統合失調症を持つ人たちすべてに向けての業務。そして第三が政治への働きかけだ。長い目で見たとき、政治的な取り組みを行うことが患者や家族にとって大きな成果を果たすことがある。スウェーデンには、政府や自治体が新しい政策をとり、法律を作る場合、関連する当事者団体を意見聴取機関として、専門的な意見を聞く慣習がある。第1章で述べたように政治において当事者団体との協議を重要視するスウェーデンらしい仕組みだ。

協会は日常的に県と市、双方からの支援を受けているため、協議も両者と行わなければならない。エクストルム副会長は「コンタクトすべき窓口と責任主体が二つあるのは問題だと思っている」というが、現状改善策はまだないようだ。もちろん国会、県議会、市議会それぞれの議員への働きかけも欠かせない。たとえばストックホルム市の場合は、市内を14の区域に分けてそれぞれに「障害者委員会」を置いており、さまざまな障害者団体の代表者が参加している。市の障害関連の法案は議会の議決に回す前にこの委員会を通すのが慣例だ。県についても同様であらゆる面で当事者団体の影響力が大きいことが分かる。

会員向け事業は、主に家族の不安に対処する面談による個人サポートや電話相談、啓発資料の作成、配布などがある。カロリンスカ研究所の統合失調症研究の専門家、レーナ・フリクト氏（次節参照）が指揮を執った、患者と家族に対するアンケートとインタビュー調査にも参加、協力した。その調査によると、家族は平均的に1週間あたり22・5時間を患者へのなんらかのケアに使っており、収入の14％を費やしているという。

患者向けの事業ではまず仕事の斡旋がある。通常の斡旋以外に、IFSは独自に患者を雇用することができ、2013年8月時点で8人の患者と3人の家族を雇っていた。さらに患者たちが自由に交流できる場も提供し、1週間に90～100人の参加者がある。また職業訓練も行っており図書館のカフェもその一つだ。これらの事業を支える協会の財政は市が負担しており、IFSは市に職員として協会の会員を送り込んでいる。

親が支えられなくなった時のために

スウェーデンでは成人の統合失調症患者が親と同居するケースは非常にまれだという。大半が成人後も親と共に暮らす日本とは対照的だ。スウェーデンの患者は行政や協会から住宅の斡旋を受け、市からさまざまなサポートを受けて暮らす。しかし親への依存度が高いのは日本と同じで、協会では家族が亡くなった患者のサポートにも力を入れている。具体的な事例を想定し、精神科外来の精神科医、協会の会員を交えて議論を行っている。エクストルム副会長によると「親が死んだら？」という不安は、患者も親もそれぞれ抱えていて、患者は精神科外来のカウンセラーに、家族は協会などほかの関係者に相談していた。ただこれまでは互いにその不安について話し合う場がなく、協会が議論を始めたことで初めてオープンな話し合いが始まるという副次的な効果が生じている。

実際、エクストルム副会長自身が息子に「お母さんが死んだらどうしよう」と初めて相談されたという。精神科外来の担当カウンセラーも交えて話をした結果、親子はこれまで母親のエクストルム副会長だけが把握していた生活の中の雑務、たとえば電力会社との契約内容などをカウンセラーと共有するようにした。エクストルム副会長は「親として私がやってきたことをだんだん社会の方に移している。息子は他人を信頼できるようになるまでかなり時間がかかる。だからこの作業は早めに進めなければならない」と話す。

一方、日本では統合失調症に限らず精神疾患患者の最終的な受け皿は家族、特に親が担うケースが多い。重症化するまで家から出さず、ぎりぎりになってから受診という事例が多々あり、退院すると親のいる実家しか戻るところがない。高齢化した親が受け入れを断ると入院したままどこにも行けない患者が生まれる。それが35万床に達する精神科病床の多さにつながっている。

エクストルム副会長は専用の住宅を用意し、治療は病院で行い、治療が終わった後はその住宅で生活できる環境を作ることが必要だと言う。そのための最新施設がスウェーデン第二の都市、イェーテボリにできた通称「クライシス・ホーム（危機のときの家＝危機介入のためのショートステイ施設）」だ。イェーテボリ市とヴェストラ・イェータランド県が共同で運営しており、精神科外来が持っている住宅というスタイルのものだ。患者は最長1週間その家に滞在できる。退院して自宅に戻る前に滞在する、急性症状で救急措置を受けた後、落ち着いたら入る、などという使い方をされているという。ホテルのようにチェックインし、医師の紹介はなくても使える。定員は8人ですべて個室。「こんな施設があると、普段は一人暮らしをしていても状態が悪くなったら、医師もいる『危機のときの家』に駆け込めるという安心感が生まれる。安心感こそが患者が独立して生きていく決断をするのに必要なものです」とエクストルム副会長は語る。

「危機のときの家」がまだないストックホルムでは、急性症状が出るなどの危機的な状況に医療が介入する方法は入院と一部の地域で行われているモバイルチーム（医師やコメディカルが患者の家に行く一種の往診）しかない。エクストルム副会長の指摘は「自宅と入院では落差が大きすぎる。その中間的な施設が必要」ということだ。病院から帰る時にそこで一つステップを踏んでから自宅に戻る、あるいは悪化した時に病院ではなくそこを利用できるなどの使い方を想定し、ストックホルムでの導入を働きかけている。日本のショートステイに近いかもしれない。

エクストルム副会長は個人的な体験を挙げて、患者と家族、施設やサポートスタッフなど社会資本のかかわり方を語った。

「私は統合失調症の息子と一緒に住んでケアをする代わりに、連合会で統合失調症にかかわるあらゆる仕事をする。息子はそれを自分のためだとよく理解しています。息子はグループホームに住んでいますが、私とは週に2、3回は会う。あるとき、うつ状態になった息子が『お母さんもう家に帰りなさい』と言いました。もし一緒に住んでいたら決して言わない言葉でしょう。ショックでしたが彼は『個人的な意味に取らないで。でももう帰っていいよ』と。一緒にいることが互いにいいことではないと分かっているからでしょう。

うつ状態の息子を置いていくのは苦しいが、サポーターがいるのを知っているからできるのです」

「息子は『自分自身で克服したい。お母さんがいるとお母さんの面倒を考えないといけないから余計に苦しい』とも言っていました。30分後に電話があって『気分がよくなった、帰ってくれてよかった』と」

社会への情報発信

90年代以降に行われた精神科医療改革においても、当事者団体は積極的に活動したと言われている。その熱意は根強い差別や偏見を是正、解消することに向けられていたという。

統合失調症協会連合会は改革以前から国の支援を受けて、統合失調症の啓発資料や学習冊子を作り、全国の協会を通じて配布をしてきた。患者の描いた絵をポスターにして地下鉄のホームに展示するなどのキャンペーンも繰り返した。そのポスターには「珍しい鳥を見た時には注目するのに、珍しい人間を見た時にはなぜ目をそらすのか」というフレーズが書かれていた。さらにはたくさんのファクト（事実）を用意し、次々とそれを発表していった。統合失調症という病気は自分を傷つけ死に至らしめるリスクは高いが、他人を傷つけるリスクは非常に低い――などということを具体的にPRしたという。「統合失調症」という用語をより一般的にし、違和感と恐怖をなくす活動も行ってきた。

当時は情報発信のために国から年間1000万クローナ（約1億5000万円）もの支援があった。現在は5分の1、約200万クローナくらいだ。

苦境に追い込まれたのはリンド外相殺害事件や幼稚園児殺害事件が起きた03年だ。IFS含む各地の協会は電話相談の人を増やすなど患者や家族のフォローアップに尽力した。しかし患者たちは、メディアが報じる「統合失調症患者＝殺人者」という言葉と印象に恐怖を抱き、多くが外出できなくなった。電話相談でも「外に出るとおまえは人殺しだと言われるのではないか」という相談、不安の声が相次いだという。精神科外来の医師に「私は殺人者になるだろうか」と聞いた患者もいた。エクストルム副会長は「非常に困難なときだった」と今も心痛に表情をゆがめる。連合会はメディアへの働きかけも続け、現在精神疾患患者が起こした事件の際は詳しい疾患名は書かないよう説明と依頼を続け、現在では比較的奏功しているという。

この数年間、連合会は他の精神疾患の患者団体との共同作業を行っている。ADHD、自閉症、拒食症、自殺予防協会などと共同の事務所の運営も検討しているという。今までは限られた精神疾患向けの国の予算を取り合うライバルだったが、情報発信や法的なロビー活動を一緒に行う集積効果が期待されている。

2）統合失調症対策ガイドライン

スウェーデンには統合失調症対策のガイドラインがある（*6）。スウェーデン精神科医協会の議長としてガイドラインをまとめたのは、カロリンスカ研究所の研究リーダーで重症の統合失調症の研究が専門のレーナ・クリフト准教授だ。

大前提としてクリフト准教授は、重度の統合失調症治療においては薬剤だけでは十分な効果がなく、心理、社会的な方策を付け加えないといけないと考えている。そのうえで２０１１年2月に世界中の統合失調症研究をベースにしたガイドラインを発行した。その後は実際に患者を社会復帰させるべく、治療現場にガイドラインの導入を推進している。

ここで改めてスウェーデンでの統合失調症の疫学をまとめると、罹患率はスウェーデン国民の約０・８％、患者数は３～４万人とされる。この疾患の患者は他の精神疾患、精神障害を持っていることが多い。若いときに罹患し、生涯普通の生活が送れないことが多い。男性が早期に罹患し、女性よりも重度になる。

ガイドラインは患者の社会的な側面に着目し、学術的な効果判定報告をベースに作られており、「EBP（Evidence Based Practice）＝科学的根拠に基づいた実践」の一例でもある。発行元は保健福祉庁だ。スウェーデンでは治療法に関する調査はすべて国が担当している。原本の学術調査報告書は臨床分野の医師にはなじみにくく、読みにくいため、保健福祉庁がガイドライン化を行った。

その内容の特徴は、

●患者の希望を導入し、患者の治療決定権を導入する。
●毎回のコンタクトの時に患者の自己決定を促すやり方を導入する。
●専門職ではない介護者がその中に入る。
●医薬品は必要だがそれだけで十分とは言えない。
●症状の緩和だけでなく再度社会に復帰することを目標にする。

といったものだ。

なおかつ、患者の社会復帰、自立した生活、仕事に復帰したいのであればそれを実現し、社会的な関係、近親者や友人とよい関係を結んで、患者自身が感じる生活の質（QOL）

を向上させるのがガイドラインの最終的な目標となる。

ガイドラインにはそれぞれ１～10の優先度が設定されている。１がもっとも優先度が高く、10がもっとも低い。

ガイドラインはスウェーデンの「医療およびソーシャルケア」（以下「医療など」と表記）における指針として次の12項目を挙げている。

①新患にはできるだけ早く介入すること
②医療などを受けられる人を増やすこと
③医療などに患者自身の意見を反映すること
④患者、家族に病気についての知識を提供するための精神医学教育を行うこと
⑤病気の再発や家庭内のストレス軽減のために家族に関与をさせること
⑥子供を持つ患者に対してサポートを行うこと
⑦長く続く症状に対して推奨される心理療法について
⑧患者の機能改善につながる認知トレーニングについて
⑨社会的なスキルを向上するための措置を行うこと

⑩職業リハビリテーションや雇用にかかわる人を増やすこと
⑪長期的に住むことができる自立した住宅を提供すること
⑫介護やケアの継続性を維持するための協力態勢をつくること

見ての通り、精神科医療領域と社会福祉領域の二つの要素が混じっている。①〜⑤、⑦は精神科領域。⑥と⑩〜⑫は社会的な要素が強くなる。

各項目について

以下、12項目の内容について解説する。

①新患にはできるだけ早く介入すること

精神疾患、特に統合失調症の新患は発症後、できるだけ早く治療に入るべきとする項目。早期に治療を始めた方が、予後がいいというエビデンスもある。治療は長期間続くことが多いので、専門のチームが治療計画のコーディネートを行うよう求めている。特に重要なのは、専門性を持つ人材が患者に対応するという点だ。

最初の介入は精神科外来で行う。既往のある患者の場合は向精神薬がすでに使われているが、新患の場合は安全に治療ができるよう、投薬の前に検査を行うことを求めている。

②医療などを受けられる人を増やすこと

文字通り、一人でも多くの人が医療などを受けられるようにすべきだ、と指摘する項目。精神科の治療は継続して受けることが重要で、患者にきちんと治療に参加し、ついてきてもらう必要がある。たとえば医師とのミーティングの時間を思い出してもらうことも必要だし、入院患者には退院する前からその後通う精神科外来を決め、紹介して治療が継続するようつないでおかねばならない。診察の予約も取るがそれだけではなく、退院時の療養計画を立てるときに精神科外来のスタッフにビデオ会議や電話会議を使ってでも、参加してもらうようにすべきだ――などと具体的な指示も例示している。ストックホルムなどの都会は、病院と精神科外来が距離的に離れていることが多い。特に自殺率の高い退院後１カ月をうまくフォローする取り組みを求める内容だ。

重症の精神疾患患者が住み慣れた環境で生活できるように、多職種の専門家が連携して支援する「ACT（Assertive Community Treatment＝包括型地域生活支援プログラム）」

という取り組みがある。科学的に見ても社会に統合された方法で患者を診るＡＣＴに効果が高いことが確認されており、その仕組みを取り入れた項目と言える。

③医療などに患者自身の意見を反映すること

患者は自分自身の医療、社会的ケアに参加する機会を持つべきだとする項目。患者の感情、自立心、価値感などを最大限取り上げるという方針でもある。スウェーデンでは、治療、介護について患者の自己決定を尊重することが健康医療法という法律で義務づけられている。また医療に患者の決定権を取り入れるとさまざまなリスクが下がるというエビデンスもある。「人生の目標に関して患者は専門家である」という標語そのままに、「患者の希望をもっともよく知っている人」として患者自身の意見を尊重し、治療方針の決定において専門知識を持つプロのケースマネジャーと患者の意見は同等だと考えるべきだとする内容。これはシェアード・ディシジョン・メイキング（ＳＤＭ）という考え方で、ケアマネジャーと患者が合意しないと治療方針は決定できない。

④患者、家族に病気についての知識を提供するための精神医学教育を行うこと

患者、家族に疾病自体と治療に関する教育をするよう求める項目。家族は1週間に約20時間を患者の介護に費やしているという報告がある。一方でクリフト准教授によると、スウェーデンでの一般的ケースではケースマネジャーの面会は1週間に12～15回、医師は年に4回程度だ。多職種が相互に連携するACTがうまく機能し、ケースマネジャーがきちんと仕事をしていれば医師の診療回数はこの程度で済むという。

家族が費やす時間を考えると、患者の治療計画の中で家族がいかに重要な位置を占めているかが分かる。薬剤、心理、社会的な治療のどの点でも家族がうまくかかわるとよい結果が出るというエビデンスがあり、過度に干渉しすぎない形での家族の協力方法を学んでもらう必要がある。もっとも優先度の高い（優先度1）項目だ。

⑤病気の再発や家庭内のストレス軽減のために家族に関与をさせること

医療と家族との間に良好な協力関係を築くために、家族の参加を標準治療とすることを定めた項目。医療側は、家庭内のストレス軽減、問題解決、上手なコミュニケーション方法などについて適切なサポートと情報提供を行う。その結果、患者では再発率が下がり、

生活の質が向上し社会性も増すことが、また家族の側では感情面での改善が起きることが分かっているという。

⑥子供を持つ患者に対してサポートを行うこと

小さな子供を持つ患者に対しては、子育ての支援を行うよう求めた項目。患者がなるべくきちんと親の役割を果たせるように、治療もできるだけ患者の家で日常生活の中で行うこととする。また育児の負担を軽くするために、子供をケアする一時的な代替の家族を手配することもある。

⑦長く続く症状に対して推奨される心理療法について

統合失調症に対する薬剤療法はほとんどの場合、良好な結果を示しているが、ときには治療が困難なケースや患者に苦痛を伴う場合がある。そういう症例でかつ精神症状がある場合、薬剤治療に加えて心理療法（カウンセリング）を行えるとする項目。実施できるのはまずＣＢＴ（認知行動療法）で、急性、慢性症状の両方に実施できる。ＣＢＴは従来、自我が脆弱で幻覚妄想などがある統合失調症患者への導入は禁忌とされたが、近年適応が進んでいる。ただし導入には倫理委員会の承認を必要とする。

口頭でのコミュニケーションをベースにしたＣＢＴに加え、非言語型の心理療法として音楽療法が推奨されている。絵画や写真を使う芸術療法（アートセラピー）は音楽療法より優先度が低い。日本でも広く実施されている支持的療法（サポートセラピー＝患者を信頼して傾聴、共感を主体とするカウンセリング）は効果のエビデンスがないとして推奨されておらず、例外的な治療法の扱い（優先度10）になっている。ただし支持的療法の有効性についてはスウェーデンの精神科医の間でも依然、議論が続いている。

⑧患者の機能改善につながる認知トレーニングについて

統合失調症患者は、記憶したり、物事に集中したり、計画を立てたりする「認知機能」が低下することがしばしばある。認知機能障害を改善するためのトレーニングとして、ガイドラインが推奨しているのがＩＰＴ（Integrated Psychological Therapy＝統合心理療法）。認知トレーニングと精神科医療を合わせたプログラムで、グループの中で行うモジュール型の訓練として作られたマニュアルがある。言語、認知、記憶の訓練などが含まれ、標準治療となっている。もっとも優先すべき項目（優先度１）とされている。

⑨社会的なスキルを向上するための措置を行うこと

社会的な適応訓練を行うことを要請している項目。日本でもソーシャル・スキル・トレーニング（ＳＳＴ）として知られるものだ。他人とのコミュニケーション能力を含む社会的な能力に困難を抱える患者に対し、その機能の訓練を行う。他人とのトラブルの解決や日常的な会話から始まり、自分の服薬する薬の量を増減させたり、状態が悪化するサインを自分で察知し、リスクを最小化する訓練などを含む。例えば音楽を聴くと幻聴が抑えられる、などの自分なりのノウハウを見つけて社会に適応する訓練を行って、他人とのコミュニケーションを取り、自立した生活の実現に誘う。

⑩職業リハビリテーションや雇用にかかわる人を増やすこと

統合失調症患者は就職、就労が難しい。しかし働くことは自分自身をさまざまな面で支えることであり、アイデンティティと自尊心を持つために必要なことだ。

医療は社会保険庁などと協力して、労働市場の外に置かれながらも働く意欲を持つ統合失調症患者に対して、支援を行う。具体的には、仕事に復帰したい患者は、復帰を目指す実際の職場で実習を行う。職場ではケースマネジャーや専門のサポートスタッフが付き、雇用者は最初の１カ月は給料を払わなくてよく、社会保険庁が支払う。

この方法で約60％の人が無事職場に復帰している。問題は協力を得られる職場が少ないことで、雇用者や同僚たちが患者の抱える問題を理解する必要がある。仕事に復帰したくない人に対しては、仕事の代わりになるデイサービスが提供される。

⑪長期的に住むことができる自立した住宅を提供すること

家を持つことは人の基本的な権利だ。家を持たない患者に長期的に住める住宅を提供することは最優先（優先度１）の項目とされる。

自立した患者が住居を求めるとき、患者や家族は自前のアパートを調達しようとするが、賃貸契約の際、家主にさまざまな条件をつけられることがある。例えばアルコールは飲まないとか、服薬を継続するなどだが、そんな条件を課すと長期的に生活がうまくいかないという結果が出ている。追加の条件を課さず、患者と家主が間に何も入れずに賃貸借契約で結ぶべきだ。契約できない場合はグループホームなどが提供される。自前の住宅でもグループホームでもスタッフの訪問サポートは同じように受けられる。

⑫介護やケアの継続性を維持するための協力態勢をつくること

心理、社会的な治療計画のコーディネートには、ケースマネジャーが重要な役割を担っている。治療計画、支援計画については必ず文書にしないといけない。その中には患者の目標を記載し、その達成のための問題解決の方法が記される。

例えば職場の休憩時間に他の人と話すことが難しい場合、そこにサポートを入れる。このようなやり方は費用がかかると思われるが、服薬中断による再発が予防できるし、患者自身の対応力が上がるので、医療経済的にも利益は高い。

医療は繰り返し入院するリスクが高い患者に対して、ACTに基づく多職種のケアマネジメントを集中的に行うべきで、これも最優先項目（優先度1）としている。

これら12項目は、患者の長期的目標（就職、一人での生活など）を目標に掲げ、すべて社会の中で実現を目指すために作られているのが特徴だ。入院治療に関する項目は一つもない。クリフト准教授は「理想は精神科の入院施設がなくなることだ」という。

医師やケースマネジャーの役割

前述のようにガイドラインは患者の決定権を非常に重視しているが、患者と対等の立場で治療に取り組むのがケースマネジャーだ。

クリフト准教授によると、ケースマネジャーは大学での専門教育を2年間受けてなることができる。専門的なスキルは持っているが、もし患者が担当のケースマネジャーと合わないと思った場合は、交代を願い出ることはできる。ただし実際にはその例は少ないという。日々の業務の中でケースマネジャーは家族を除き、患者ともっとも頻繁に会う立場だ。そのため患者の状態はすみずみまで把握している。薬剤の効果や副作用の出方にしても、例えば性機能障害は患者は医師には言いにくい。ケースマネジャーがそんなときは情報の仲介役になる。

一方、医師の役割だが、平均で年に4回という診察は少なすぎるというのが日本での感覚だ。だがクリフト准教授はＡＣＴが機能しているからこそ、4回で済むと説明している。次章で紹介するグループホームの例を見ても、ホームの入居者が主治医に会うのは年に1、2回だ。ケースマネジャーから薬の変更についての打診があったときなどは、患者の状態を見なければならないので、必ず医師の面談が行われる。ただし急性症状が出たときなど緊急時のために、医師があらかじめ追加で患者に処方してもいい量の薬を指定しておけば、その範囲で看護師が薬を患者に渡すことはできる。

どんな方法であれ、単に医師が薬を患者に渡しただけでは、75％の人が服薬を中断してしまうという報告がある。逆にケースマネジャーが患者と共同で治療計画を練り、その決定に患者を参加させると治療継続の効果は格段によくなる。医師はその計画をチェックし、承認する機能を担う。

総合ガイドラインへ

心理、社会療法に関するこのガイドラインは、精神科病院が閉鎖され始めた80年代から次第に必要性が指摘されてきたが、薬剤の研究に比べて科学的なエビデンスの蓄積に時間がかかり、30年近くたった2011年に発行された。今後は薬物治療のガイドラインと統合し、真に総合的な統合失調症治療ガイドラインが作られるという。

第5章　グループホーム

これまで見てきたように90年代以降、スウェーデンの精神科医療は病院から街へ、クローズドからオープンへ、という大きな流れに乗って改革が進められてきた。かつての大規模な精神科病院に代わり、街の中で精神科疾患患者を支え、治療する拠点の一つがグループホームだ。そこでは専門家のサポートを受けながら、患者が共同生活を送る。日本にも高齢者向け、認知症患者用などのグループホームは多数あるが、精神疾患患者のためとなるとかなり数が少ないのが現状だ。

街中のアパートにあるグループホーム

ストックホルム市の中心部、緑あふれる巨大な公園に面したフレイガータン通りから少し入ったところに、グループホーム「フレイガータン・ストードボーエンデ（Frejgatan stödboende)」はある。周辺はノールマルムという地域で人口約7万人、ストックホルムの中でも所得の高い人が住むかなり豊かなエリアだ。ホームから少し歩けばカロリンスカ研究所やスウェーデン王立工科大学、ストックホルム音楽大学などに至る文教地区でもある。施設の名前は直訳すれば「フレイガータン・サポート住宅」。周囲に溶け込んだ落ち着いた色の壁のアパートの一部がグループホームになっている。

入居対象者は18歳から65歳。自分の意志で入居を希望した人だけが暮らしている。訪問時（2013年8月）は11人が暮らしていた。ホームのマルカス・ダーリン医師は「40年前ならほぼ全員が閉鎖病棟に長期入院していた人だろう」と言う。

スウェーデンには3種類の精神疾患患者向け住宅がある。①まったく普通のアパート、②朝8時から夕方16時半まで専任のサポートスタッフの支援が受けられるサポート付き住宅、③最重度の患者向けで24時間サポートが付き、医療スタッフも常駐する特別住宅の3つ。このホームは②にあたる。

ホームでは学習・教育サークル、コーヒーショップ運営、ガラス工芸の工房などさまざまなデイサービスを用意している。友人や知人と会うことのできるミーティングポイントは予約無しに出入りでき、ホームの外にも近隣に数カ所設置されている。スタッフは近くのミーティングポイントの担当者などを合わせて35人。男女半々で全員が公務員だ。

ホームを利用するには、第３章で紹介したように市のニーズ査定士の査定を受けないといけない。その患者にどのようなサポート、サービスが必要か、どのタイプの住宅に住むのが適切かを審査する。市社会福祉局からホームに入居の連絡が入ると、ダーリン医師らホームのスタッフが患者自身と一緒に生活支援の計画を作っていく。市は半年ごとに計画とその進捗具合のチェックを行う。

市からは患者に必要な医療、ケアのサポート内容の指示書も届くが、「どのようにそれを実行に移すかが工夫のしどころだ」とダーリン医師は言う。自室の掃除や洗濯、買い物をするという日常作業に加えて、郵便や年金の受け取りなど役所や企業に出かけて人と複雑なコミュニケーションをすることも生活の中では欠かせない。サポートチームは患者が現実に社会の中で暮らしていくためのサポートを重視し、施設から外に出てさまざまな現場でサポートを行うことも多い。

ダーリン医師が実例として「洗濯の仕方を教える」ケースを挙げた。スウェーデンのアパートは大抵、地下室に共同の洗濯室がある。ある患者は「地下に降りていくことが怖い」と言う。別の人は「どのように洗濯するか、洗濯機の使い方を知らない」。また別の人は「自分は洗濯をする必要が無いと考えている」。同じ洗濯の方法を教える場合でも、３人にはまったく違う方法でサポートをしなければならない。

金銭の扱いについても、支払い期限と額を指摘して思い出させれば自分でできる人と、まったく金銭を扱えない人がいる。後者は市から後見人が選任されることになる。

「均一化したサポートを行うと、機能改善どころか、その人が既に持っている機能を奪ってしまうことすらある」。ダーリン医師は警告する。

入居者の1週間

グループホームで暮らしている男性の1週間を追ってみた。

毎週月曜日の午前中、男性はケアマネジャーに会い、一緒に1週間の計画を立てる。毎日一つの活動をするスケジュールだ。その後、ケアマネジャーと共に1週間分の食材の買い物に行く。隔週で洗濯と掃除も行う。男性は料理も皿洗いも好きできちんとできるが、一人で買い物はできない。正確には、一人で買い物に行くとたばこと甘い飲み物だけ買ってきてしまう。

火曜日、かかりつけの精神科外来に行き薬をもらう。水曜日はミーティングポイントに出かける。木曜日はホームで開いている料理教室に参加する。金曜日にはホームの住み込みのスタッフと朝食を取り、その後は自分の好きなことをしている。

この男性はわずかなサポートで生活ができる。時には精神科外来に行くのを忘れることもあるが、そんなときはクリニックから連絡がホームにあり、スタッフはそれを伝えるだけで済む。数年前には、近くの公園で酒を飲んでいたことがあったが、その時も迎えに行き話し合えば、すぐ元の生活スタイルに戻った。しかしそんな人でも突発的に「何かが起きることがある」という。

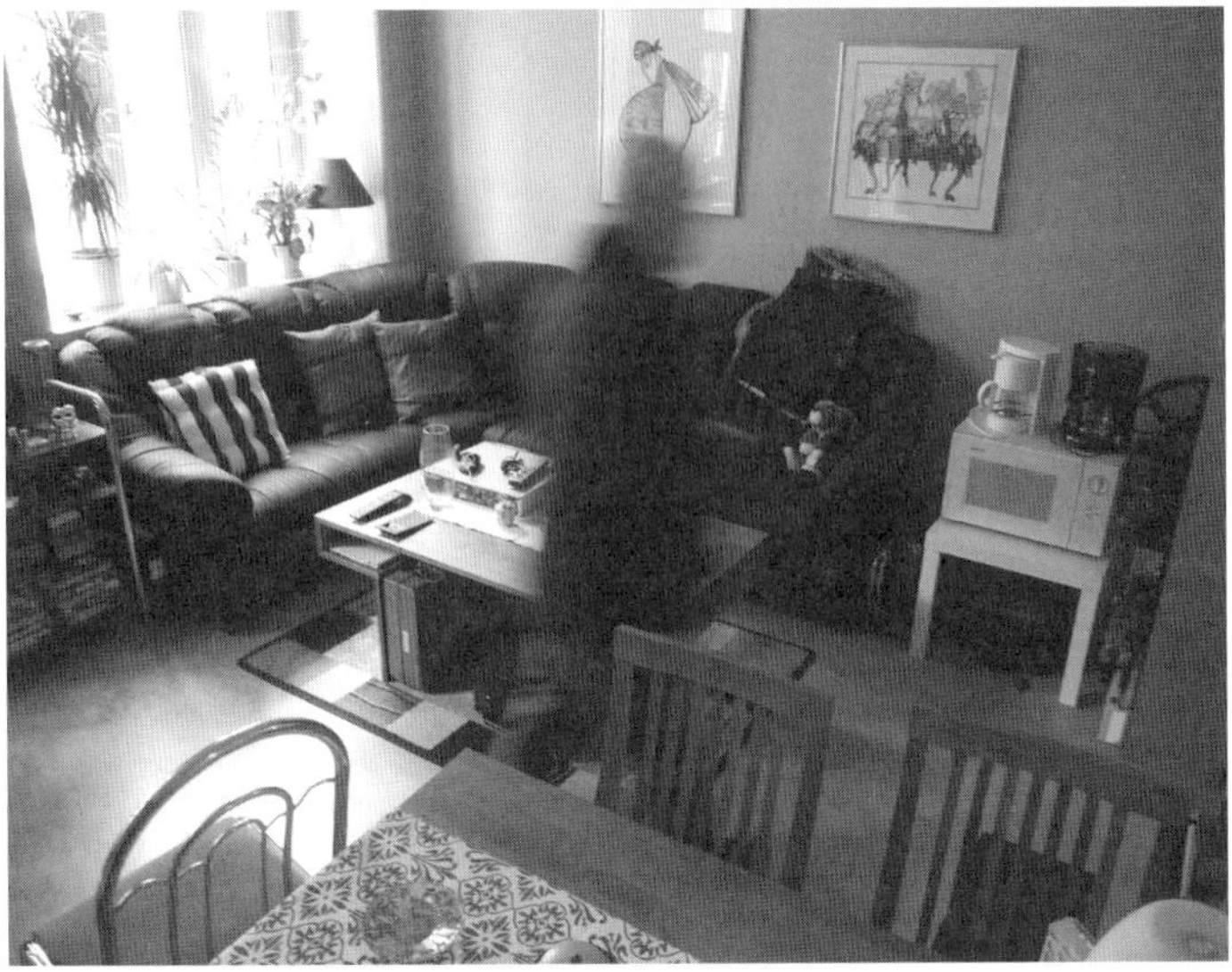

（写真）グループホーム「フレイガータン・ストードボーエンデ」の一室に住む男性の私室。ソファや液晶テレビ、オーディオ、コーヒーメーカーなどがきれいにレイアウトされている＝2013年8月

グループホームの手厚いサポートは患者の医療面を担う精神科外来の医師からも歓迎されている。常に患者に接しているホームのスタッフは患者の小さな変化にも気づきやすい。危険な兆しがあるとすぐに精神科外来に連絡が取られるため、ホーム入居者の救急入院の数は非常に少ない。

ダーリン医師は「私は20年前から精神科で仕事をしていたが、当時はこんな活動がなく、3度4度と入退院を繰り返す患者が非常に多かった。現在の医療と介護、生活支援を組み合わせた包括的なシステムができた後、救急入院が非常に減っていることを体感している」と話す。

脱病院のために必要なこと

スウェーデンの精神科医療は患者本人の意志を非常に重視しているのが特徴の一つだ。しかし急性期の入院を終えて退院した際、明らかに一人で住めない状態の患者が一人でサポートなしのアパートに住むと言い続けるとどうなるのか？

この点はダーリン医師も「非常に難しい問題」と認める。精神科外来であれば必要に応じて患者を強制入院させることもできるが、グループホームには患者に何かを強制する権限はない。また患者が無理を通そうとするケース以外にも、もともと一般住宅に住んでいた患者が、病状により賃貸契約を打ち切られるなどする場合もある。サポートが入って元の住宅に住み続けることができればベストだが、それが可能な場合ばかりではない。

「問題が起きる事例の大半は、患者にさまざまな精神症状が出ているときで、その多くは入院が妥当だろう。精神科病院は患者の退院前に、私たちとの面会を依頼してくる。そのため事前にその患者が社会で生活できるかを見極めることができ、退院してから患者が行き先に迷うケースは大抵避けられる。またサポート付き住宅の住民は、より重症者向けの特別住宅から病状が改善して移るケースが多く、自立度は高い」。ダーリン医師はそう説明し、「だからこそ、段階別の病状に応じた住宅を用意することが必要だ。でなければ患者を一律に病院に入院させて、出られなくしていた時代に逆戻りしてしまう」と加えた。

ダーリン医師らスタッフはグループホーム「フレイガータン・ストードボーエンデ」に住む11人以外に、重症者用の特別住宅に住む16人、一般住宅に住んでいる１２０人の患者のサポートもしている。グループホームでのサポート時間は8時から16時半まで、この間はスタッフ４人が常駐する。４人はさらに一般住宅に住む１２０人の患者を30人ずつ担当する。

一方、特別住宅は16人の住民に対し、スタッフも16人、夜勤3人で24時間ケアを行う。より効率のいい態勢にするため、特にグループホームや特別住宅で働く「内勤」スタッフと、一般住宅を訪問する「外勤」スタッフの分業を計画しているところだ。


手厚いグループホームや特別住宅のサポート態勢を見ると、同レベルのマンパワーをかければ、大規模な病院でも急性増悪が防げるのではないかという疑問がわく。あるいは街中で暮らすこと、それ自体に一種の治療効果があるのか。

この問いにはまだ明確な答えは出ていない。ダーリン医師の実感では、生活環境を整えれば患者の状態は改善するという。また現実に精神科病院を解体して包括的な支援方法に移行して以来、重症患者は減っている。しかし科学的なエビデンスをもって効果を証明できる段階ではない。スウェーデンでも改革以降の患者の治癒率、軽快率、治療経過の変化などについて研究が進められているところだ。

ダーリン医師は「専門外なので私見だが」と断ったうえでこう言う。「かつての精神科病院でもさまざまな患者サポートが行われたと思う。しかし患者、当事者自身にそれを選択することはできなかった。自分で簡単にできることと苦手なことを見極めることもなかった。また昔はサポートを付けずに患者を退院させ、多くの人は状態が非常に悪化して再入院してきた。治療にしても向精神薬を投与するだけで、（心理、社会的な治療など）ほかのことはほぼ何もしなかった。今はそれらのすべてが大きく変わっている。サポート面だけを見ても、私たちは精神障害をハンディキャップとみて、個々具体的なサポートを考え、提供する。すると数多くの人が日常の生活をクリアできるようになる。このあたりに変化の原因があると思う」

「もう一つは、患者、当事者に医療者やサポートスタッフが尊敬の念を持って仕事に取り組んでいることが大きな違いだ。昔の病院は非常に支配的、父権的だった。今、私たちはいつも当事者と同じ立場で彼らをサポートすることを肝に銘じている」

市民社会に溶け込んだ精神科医療

市立クングスホルメン図書館の中に設けられたカフェ（第４章参照）やテビー市のデイケア施設（第３章）でも同様だが、日本人にとっての最大の驚きはケアが必要な精神疾患患者の施設が完全に街の中に溶け込んで存在していることだ。フレイガータン・ストードボーエンデも入居しているビルは一般的なアパート（日本でいうマンションのような規模）で、上下階は普通の住宅やオフィスが入り、そこに住んでいる人も多数いる。そのことについて、スウェーデンの医師やサポートスタッフは特別なこととはまったく思っておらず、「なぜそれができたのか？」を聞いても、怪訝な表情をされることが多い。次章に登場する精神科入院施設も同様だ。

ただし、多くの関係者が90年代以降の精神科改革以降、環境が変わったことを指摘している。医療従事者、福祉に携わるスタッフ、行政、患者や家族の組織などの地道な取り組みが現在の「常識」をつくったことは疑いない事実だろう。

第6章　精神科入院施設

90年代以降、多くの精神科病院を閉鎖し、外来治療とデイケアセンターやグループホームに機能を分担していったスウェーデン。国内の入院病床数は激減したが、急性期の対応や状態の悪い患者に対応するための入院施設は当然存在する。しかしその機能はかつての閉鎖型の病院とは大きく異なったもので、オープン化、社会で共存しながらの治療という姿勢は徹底している。

幼稚園の隣に建つ入院施設

「南ストックホルム精神科入院治療ユニット」はストックホルム市南部、市人口の約4分の1にあたる50～60万人を管轄する公的組織「南ストックホルム精神医療グループ」の施設の一つだ。公園のように緑豊かな敷地の中にある平屋の建物は、窓が大きく裏手にはテラスもあって、大きな住宅か店舗のようにも見える。しかし窓は決して割れない素材が使われており、室内各所には番号式の鍵付きの扉があるのを見ると、精神科の医療施設として設計されていることが分かる。この施設も精神科医療改革が始まった後、98年に建てられた。そしてユニットのすぐ隣は、一般住宅と幼稚園だ。

「ユニットの前の芝生で普通に子供たちが遊んでいますよ。患者をからかいに来るやんちゃな子もいます」。ユニットの女性スタッフ、イヴォンヌ・ペテルションさんは言う。入院患者も子供が周囲にいる環境に慣れており、際だった反応はない。ここではこれが「日常」だ。

ここは精神科入院施設とともに精神科外来の機能も持っており、普段自宅やグループホームで暮らしている精神疾患の患者の治療も引き受けている。ベッド数は20床。患者として登録されているのは、比較的重症で病歴の長い18歳以上の約850人だ。

部屋はすべて個室で一室8畳程度。大きな共有キッチンや卓球台が置かれた患者同士の交流スペースもある。患者は自分のスマートフォンを使っており、暴力など特段の危険がないならば、その暮らしぶりはとてものんびり、自由なものに見える。

患者の平均入院期間は約10日間と短い。ユニットのステン・テランダー医師は「1週間に20人患者を迎え入れて、20人を送り出している感覚」と話す。そして入院期間短縮のために「火曜日に退院してもらい、同じ週の内に外来を予約するなど非常にフレキシブルな診療態勢を取っている」という。しかしそれでも20床は常に満員で、慢性的なベッド不足は続いている。

スタッフ側の体制を見ると、本来は専門医の資格を持った精神科医４人が常勤する規定になっている。しかし現実はテランダー医師とイェンス・フォルク医師、そして臨時雇用の非常勤医師1人の３人態勢。ほかに専門医教育を学んでいる過程の医師数人が加わっているという状況だ。

このユニットの特徴の一つが、患者一人ずつに「治療責任者」を割り当てていることだろう。治療責任者は看護師、カウンセラー、そして特別の教育を受けた精神科介護士が務めていて、患者は自分の担当の治療責任者の携帯電話番号を知っており、いつでも直接コンタクトができる。テランダー医師は「他の多くの国と同様、スウェーデンも精神科医は不足気味だ。だから精神科医は医療現場では指導者、リーダー役として看護師やコメディカルを含めたチームを率いないといけない」。例外は精神科救急で、これは医師が現場に出て治療の実務を取り仕切っている。

ユニットでは家庭訪問（往診）も行っている。症状が重く自力で外来に来ることが難しい患者、外来予約をしても来ない患者のところへ専任のモバイルチームが訪ねていく。いわゆるＡＣＴモデルで看護師、コメディカルで作るチームが薬を常備した車で移動しつつ投薬や最低限の治療を行う。

精神科救急の対応は基本日中のみで、準夜間、夜間帯は市内にある聖ヨーラン精神科病院が担当するが、ユニットで継続的に治療を受けている患者に対しては24時間３６５日救急対応を行っている。万が一ユニットが満床の場合は、他のユニットの入院施設を使

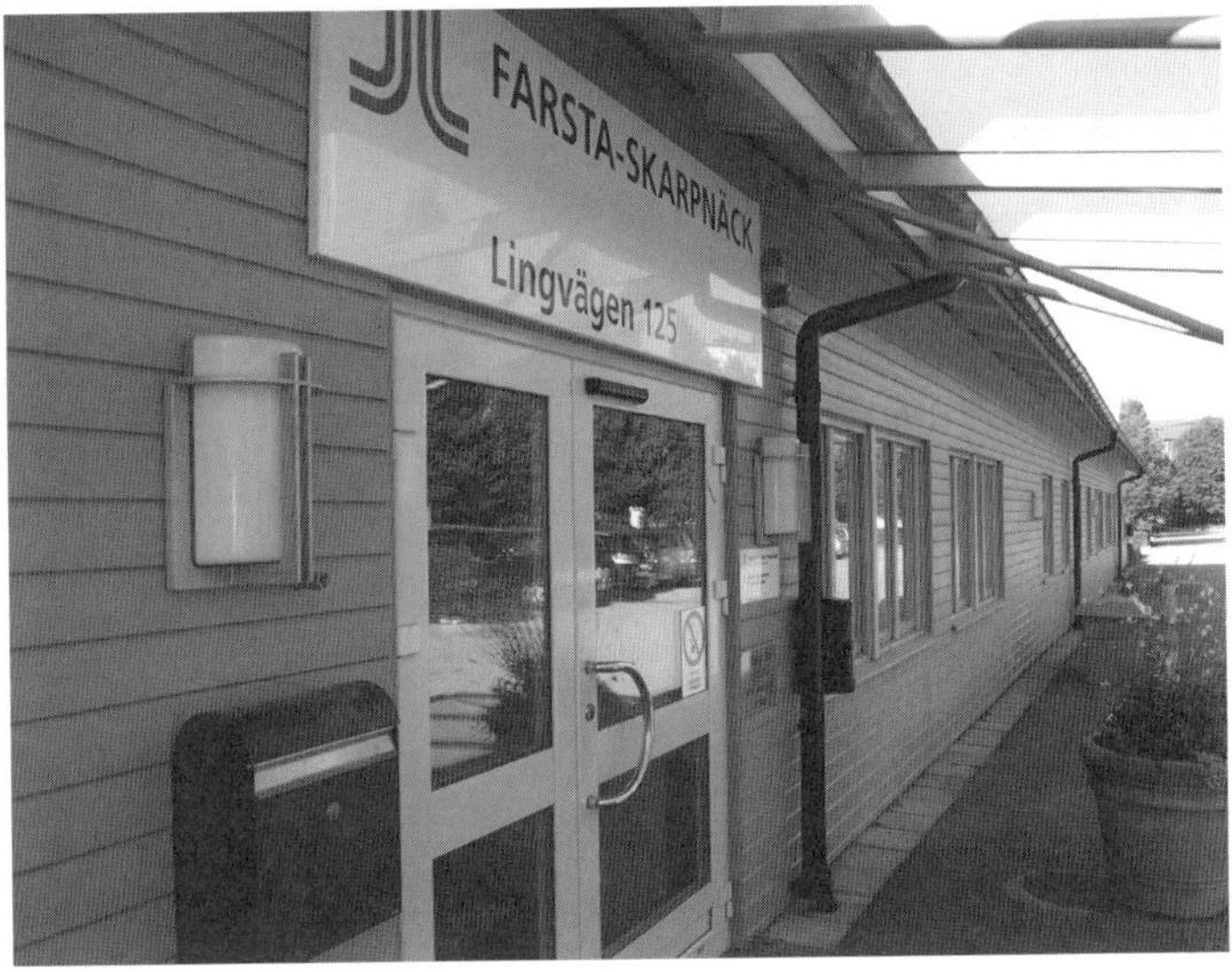

（写真）南ストックホルム精神科入院治療ユニットの玄関＝2013年8月

うこともできる。

強制入院患者への対応

ユニットの入院患者は、自分の意志で入院した人と、医師によって強制入院となった人がいる。スウェーデンでも日本などと同様、重度で治療が必要であるのに自身が治療の必要性を認めず、他人を傷つける可能性がある精神疾患患者に対して強制的な治療を行うことができる。強制入院の申請は医師ならば誰でも可能だが、実際に入院させることができるのは精神科の専門医のみだ。

実際に強制入院の診断が下されると、患者にはその事実と不服申立を行う権利の告知が行われる。患者が不服申立をした場合、１週間以内に行政裁判所が担当の精神科医と患者に面談して判断を下す。患者は弁護士を立てることもできるが、実際に不服申立まで至る例は非常に少ないという。

不服申立がない場合、または不服申立が行政裁判で却下されると入院、となるが、最長でも４週間までしか入院はできない。その間に症状の改善が見られず、入院の延長を強制せねばならない場合は、改めて医師が行政裁判所に延長を申請し、裁判官による医師、患者、家族へのヒアリング調査を受けることが義務づけられている。

治療の実際①――電気けいれん療法（ECT）

頭部に通電して人為的にてんかん発作と似た状態を脳に作り出す電気けいれん療法（Electroconvulsive Therapy、ECT）は70年以上前から、そのメカニズムは明らかではないが一定の効果がある治療法として行われてきた。かつては激しいけいれんにより血圧上昇や骨折などを起こすことがあったが、全身麻酔と筋弛緩薬を併用して行う修正型電気けいれん療法（mECT）が開発されて安全性が高まり、現在はうつ病、統合失調症、双極性障害などの治療法として用いられている（*7）。日本でも2002年に短パルス矩形波治療器が認可されているが、その治療メカニズムが不明なのは今も変わらない。

ユニットではmECTをかなり積極的に実施している。テランダー医師は「スウェーデンは総じて世界で一番ECTを実施している国だろう」と言う。入院患者だけでなく、外来でも頻繁に行われている。

mECTの設備があるのはダンドリード総合病院というストックホルム北部の関連施設で、実施の際は常に麻酔科医師による全身管理のもと、脳波を取って治療効果を見ながら行っている。重度のうつ病で、再発を繰り返し投薬が効かない患者などでは、ＥＣＴを２週間～１カ月に１回程度定期的に行っている例もある。

治療の実際②――持効性注射剤（デポ剤）

一度の注射で数週間効果が持続する持効性注射剤（デポ剤）は日本では統合失調症の治療に使われている。しかし内服薬を優先し、持効性注射剤は次善の策とする意見もある。

ユニットでは非常に多く持効性注射剤を使っているという。テランダー医師は「内服薬の方が患者の『服薬する』という意志を尊重した方法だと感じるかもしれないが、持効性注射剤も自由意思に基づいて使用する点は同じ。服薬管理ができず、精神症状が繰り返し出る人に適した治療法だ」と説明する。

急性症状が頻繁に出る患者は、近所の人と衝突したり、大家から家を追い出されたりなどと生活面でトラブルが生じる例が多い。サポート付き住宅などでなく、普通の自宅で暮らしており、そんなリスクを持つ患者には持効性注射剤を処方する例が多くなるという。

治療の実際③―その他の治療法

統合失調症の患者には認知行動療法を行うほか、パーソナリティ障害で自傷行為がある人にはメンタライゼーション療法（MBT）、弁証法的行動療法（DBT）も取り入れられている。

ADHDや自閉症、アスペルガー症候群などスウェーデンで精神神経医学科という領域に含まれる疾患の診断、治療には専門の別チームが用意されている。ADHDには（その効果について議論がある）中枢神経刺激剤を頻繁に使用している。

一方、うつ病などに行われることがある光療法（光照射療法）は以前、多数のクリニックで行われていたが、国の検査機関でプラセボと比較して効果が見られないという結論が出され、ほぼ全面的に中断された。

治療の実際④―他科との連携

非常に暴力的な患者に対しては隔離や拘束も行うが、ベルトなどで体を拘束した場合、また非常に太っていて寝たきり状態が長い人などは肺血栓塞栓症のリスクがある。そんなときには内科医の診断、治療が必要だが、その際は近隣にある初期医療センターの内科医と連携が取られる。またユニットで研修中の医師免許取得前の医学生（スウェーデンは医師免許取得前にインターンのような形態で給料をもらいながら医学生が医療現場で働く仕組みがある）も基礎的な内科的診断をサポートしている。

第7章　認知症

「認知症」という言葉でまとめられる状態（症候群）は、「生後いったん正常に発達した種々の精神機能が慢性的に減退・消失することで、日常生活・社会生活を営めない状態」と定義される。原因は脳血管障害（出血や梗塞）、一部で甲状腺機能低下などの内分泌・代謝系、それに感染などさまざまなパターンがあるが、もっとも患者数の多いアルツハイマー病を含め、多くは病因が今も研究の途上にある。その最大の危険因子は加齢で、日本では85歳以上になると有病率は27%、65歳以上でも8〜10%になるとされている。日本国内の患者数は200万人以上（2010年）、東京オリンピックが開催される2020年は推定325万人。急速な高齢化に伴って、日本社会の大きな脅威になるのは間違いない（*8）。

人口が日本の約12分の1のスウェーデンでの患者数は15万人以上と、少なくはない。スウェーデンを代表する医療機関、カロリンスカ・フッディンゲ大学病院の認知症専門科を訪ねた。

スウェーデンの認知症対策

ノーベル賞・生理学医学賞の選考委員会があり、欧州を代表する研究機関であるカロリンスカ研究所の実態は医科大学で、ストックホルム市のソルナとフッディンゲの2カ所にキャンパスを持つ。認知症専門科の「メモリークリニック」はフッディンゲの大学病院内にあり、クロアチア出身の老年科・神経科医、ベースナ・イェーリック医師がトップを務める。

スウェーデンの認知症患者は前述のとおり、約15万人。しかし医療従事者の間ではこれはかなり実態より低く見積もられた数だと言われている。全認知症患者の3分の2がアルツハイマー病。9万人は中度から軽度の認知症で65歳以下のいわゆる若年性患者は約1万人いる。毎年2万3000人が新たに罹患している。うちもっとも人口の多いストックホルム県が5000人を占める。

国の認知症対策予算は診断、治療、介護を含めて年間400億クローナ（約5600億円）でスウェーデン国内の脳血管疾患、がん、心疾患対策の総額に匹敵する。スウェーデンでも国民の高齢化は進んでおり、「必然的に認知症対策の重要性が増している」とイェーリック医師は言う。

カロリンスカ・フッディングゲ病院は臨床と研究双方の最大の拠点だ。その病院が中心となり、「スウェディッシュ・ブレイン・パワー（Swedish Brain Power）」というネットワーク型の組織ができている（*9）。アルツハイマー病、パーキンソン病とＡＬＳ（筋萎縮性側索硬化症）を中心とした脳の神経細胞変性疾患の研究組織だ。イェーリック医師曰く、その目的を分かりやすく言うと「早期に診断名をつけ治療を始めること」。そのために病理学的な共通点のある上記3疾患の基礎研究を進め、診断技術の開発、発展を目指している。さらに新薬開発も重要な役割で、特に早期治療に役立つ薬を作り、この分野でスウェーデンが国際的なリーダーシップを握れるよう集中的に人材と資本を投下している。

カロリンスカ・フッディングゲ病院メモリークリニックはその中心的組織として神経科学の基礎研究に加え、重要な疫学調査も担当している。その一つが近年、始まった認知症登録システム「スヴェデム（SveDem）」だ（*10）。スウェーデン国内で新たに認知症の診断を受けた人がすべて登録される。日本のがん登録などと同じ仕組みで、イェーリック医師は「登録とその後の追跡が非常に貴重な基礎データとなり、将来の臨床の治療や介護の質を上げるベースとなる」と話している。

カロリンスカ研究所メモリークリニックの実情

メモリークリニックには認知症外来と、16床の老年科・精神科入院病棟がある。外来は比較的軽度の認知症の治療と遺伝子診断、それらにかかわる臨床研究が行われている。病棟はより深刻、複雑な認知症患者、特に病気の進行が早い症例や行動異常がある患者を受け入れている。この２部門に特に遺伝子診断や家族歴の調査と患者、家族のメンタルケアも担当する遺伝部が連携し、最新の認知症研究を同時に進めながら治療を行っている。加えて交通医学センターという少し珍しい組織がある。軽度の認知症患者に対し、車を運転してもよいか否かを判定する専門の部署だ。

メモリークリニックが管轄しているのは、ストックホルム市南部の市民約28万人。さらに65歳以下の若年性認知症患者に関しては、ストックホルム県全域（人口約２１３万人）をカバーしている。取材時に経過追跡中の患者は約５０００人、年間の新患が約５００人で、平均年齢は若年性患者が相対的に多いため約63歳と若い。

外来受診の流れを見ると、まず初期医療センターなどから年間1200通の依頼状（紹介状）が届く。依頼状が来ると1週間以内に医師がチェック、順次患者を病院に呼ぶ。最初に担当の看護師が決められ、担当看護師が患者の病歴、社会的な活動歴などをヒアリング、認知に関する問診を行う。続いて医師がどんな精密検査を行うかを決め、前述の認知症登録を行って、検査を実施、診断名がつく。ここまで平均58日間をかけるという。遅すぎるようにも思えるが、イェーリック医師は「非常に精密な検査を行い、正確な診断名をつけるためにかかる時間だ」と言う。

つまりここでは初診患者を直接受け付けていない。初期診断は一般医のいる初期医療センターで行われ、初歩的な検査、スクリーニングを経てから専門スタッフがそろうこの病院を受診する。イェーリック医師によると、初期医療センターは4回中3回も認知症に関して誤った診断名をつけている、という調査結果がかつて出た。初期医療センターには老年科医がいる場合はあるが、認知症のスペシャリストはおらず、イェーリック医師は「（初期医療センターの一般医が）正しい診断名をつけるには5回は診察しないとダメだ」と厳しい。

特に顕著なのが若年性認知症の診断だ。前述の通り、メモリークリニックにはストックホルム県全域から65歳以下の認知症患者が来るが、その3分の2は認知症の診断名がついていないという。軽度の記憶障害、認知障害という診断だが、そのうち20%はわずか1年以内にアルツハイマー病と確定する。

初期医療センターはスウェーデン全土で１０００カ所近くあり、すべての医療のファーストステップを担う。多くは医師1人の勤務だ。現在は認知症の専門医が初期医療センターの医師を教育するプログラムも開始しているという。

日本では認知症は精神科医、神経内科医が診ることが一般的だ。スウェーデンでも、歴史的には精神科、脳神経科の医師が診ていたが、現在は老年科医が担当することが大半で、精神科が診るのは例外的だ。スウェーデンの老年科医の大半は、内科がバックグラウンドだが、認知症を専門にしているスペシャリストは内科と精神科、内科と脳神経科など二つ以上の専門資格を持っているケースが多い。統合失調症などを診る精神科医、発達障害などを診る神経精神科医も、長期で複雑な認知障害を抱えた患者に出会うと、老年科に依頼するのが普通だ。

16床の入院施設は個室と2人部屋があり、入院期間は2日間から4週間程度。入院患者の年齢は50～75歳くらいだ。退院後、大半の患者は自宅に戻り、戻れない人はグループホームやサポート付きの特別住宅など専門の施設に入る。

患者に認知症の診断名がついた後はメモリークリニックが担当する医療の役割に加えて、介護、ケアの機能が必要になる。それは市の役割だ。イェーリック医師らは全国の市に看護師、作業療法士、理学療法士などからなる認知症専門のコーディネーターを置くよう働きかけも続けている。

アルツハイマー病の早期診断

イェーリック医師らのチームでは、臨床症状に基づく認知症の診断に加えて、さまざまな認知症に特有の分子マーカーを調べ、臨床的に症状が現れることとの関連性を研究している。

たとえば、自覚症状として記憶力の低下がある人を追跡すると、15～35％の人がアルツハイマー病の分子マーカーを持っており、7～13年後に診断名がつけられているという。認知症の兆候を見つけることができるというエピソード記憶テスト（何かを体験したことの記憶＝エピソード記憶について尋ねる方法）を行った、ストックホルム市クングスホルメン地区での調査では、現在通院などをしていない健康な高齢者２０００人を追跡し、認知症の診断名がつく6年も前にテストで異常が見つかったケースが報告された。

イェーリック医師は「認知症の診断を確定するには重度の機能障害、機能低下がないといけないが、分子マーカーやエピソード記憶テストが機能障害と直接結びつけて考慮されていない点は問題だ」と指摘する。

ある男性患者は非常に学識があり、教育レベルも高い人で62歳の現在も高い知識が要求される仕事をこなしている。心身は健康だが、しかし自覚的に記憶力低下を感じている。通常の認知症のスクリーニングをすると、男性は軽度の記憶障害が見られるだけで、アルツハイマー病とは診断されない。しかし検査の結果、男性はアルツハイマー病の分子マーカーがかなり高く出ていて、現在、脳は十分機能を果たしているが、実はかなり侵されているという状態だということが分かった。

これまでの研究で、アルツハイマー病は症状が出始める約30年前から脳に病理学的な変化が現れることが分かっている。65歳で臨床的にアルツハイマー病になる人は、35歳くらいで脳の変化が見え始める。イェーリック医師は「エピソード記憶テストなどでわずかでも兆候があるなら、早期に分子マーカー検査を行うべきだ。アミロイドβたんぱくの凝集や海馬底のボリュームの低下などを見つけなくてはならない」と話す。

もう一つ、メモリークリニックで行った興味深い研究成果がある。認知症を起こしやすいリスクファクターの研究だ。

大きなリスクになる既往歴は、脳血管障害や高血圧、糖尿病、頭蓋骨の障害などだ。生活習慣では喫煙、飲酒、肥満、運動不足などが挙げられる。たとえば20年以内に認知症になるリスクが20％ある人のプロフィールを描いてみると、▼男性　▼53歳以上　▼高血圧　▼体重が重くＢＭＩが高い　▼血中コレステロール値が適正値より高い　▼あまり運動しない——となる。

第8章　触法精神障害者への対応

触法精神障害者への対応

精神疾患を持つ人による刑事事件は時に精神医療行政の流れを激変させてしまうことがある。第1章で述べたように、スウェーデンでもショッキングな事件が起き、社会が揺らいだことがあったが、日本でも凶悪事件によって精神医療や精神疾患患者への強い風当たりが生じたことがある。

日本よりも患者と社会との「共生」が進んでいるように見えるスウェーデンでは、犯罪を犯した触法精神障害者への対応はどうなっているのだろうか。

まず一般論として、精神疾患があると判断された者は刑務所には収監されず、専用の病院に入ることになる。日本の医療刑務所に似ているが、閉鎖病棟であり自分の意思では退院できず、医師の判断がなければ社会に戻れない。そのため原則として治療途中で出所するということはないという。

日本では幻覚や妄想の結果、殺人を犯した場合でも責任能力がないと判断されると医療観察制度によって指定医療機関に入院する。しかし一定期間後にほぼ必ず退院し、その後は原則3年間、精神保護観察が行われる。

しかしスウェーデンでは病院で治癒したかどうかの判断が行われ、治癒し退院と判断されればその後の経過追跡は行われない。逆に言えば、完治しておらず再犯の危険性があるとみなされれば、期間の制限なしで入院治療が続く。

さらに具体的に見ると、何かの犯罪を行った者に精神疾患の疑いがある場合、まず司法精神科医が専門的な診断を行う。精神疾患があり、実刑を科すことができないと判断された場合、専用の病院で治療が行われる。その後、特段の危険性がないと判断された場合は司法精神科から一般精神科に移り、さらに退院が認められた場合はその後は保護観察などもなく、完全にフリーな状態となる。

03年のリンド外相殺害事件、幼稚園児殺害事件の後は触法精神障害者への対応策が大きな議論を巻き起こした。精神疾患を持つ当事者たちの団体「精神疾患者協会（RSMH）

ストックホルム県支部」のフレドリック・ゴスニエール氏は03年の事件発生当時を振り返り、「患者への恐怖心が巻き起こり、犯罪のリスクを持つごくわずかな人とその他大半のまったく危険のない人を同一視して強制的な治療を導入するハードルを下げよ、という主張も出た」と言う。

また統合失調症の患者、家族でつくる中央ストックホルム統合失調症協会の責任者で、患者の母親であるウラ・エルヴィン・エクストルムさんは「会員向けの電話相談の窓口を増やして対応したけど、『統合失調症患者は殺人者だ』と言われるのが怖くて外出できなくなった人も、主治医に『私も人を殺してしまうのだろうか？』と相談した人もいた。非常に難しい時期だった」と言う。

エクストルムさんたちはメディアのジャーナリストを呼んだセミナーを繰り返し開催し、偏見を助長する記事を書かないよう正しい知識の普及に努めた。ゴスニエール氏らの団体も政治家に対してロビー活動を展開した。ゴスニエール氏は「過激な論調は意外に早く2、3カ月で終息した。ストックホルム県では人口の13％が何らかの精神的治療を求めているという統計がある。治療が必要なのに気づいていない人を含めると、市民の約４分の1が精神的に不健康な状態だ。大臣や子供が殺されるのは大変な事態だが、それは起こり得ることだという認識が市民にあるのかもしれない」と推測し、「私たち当事者は、ほかの人と同じく社会の一員として生きていくことが目標。そのための活動は事件が起きても揺るがず、筋を通していく」と強調した。

悲惨な事件の後、その原因を精神医療のシステムの欠陥に求めて国を挙げて改善策に取り組んでいることが、スウェーデン社会の大きな特徴だ。そこには歴史的に強い発言力を持つ当事者団体の影響もあるが、「特別な病気ではない」という精神疾患への市民の理解がベースにあるのかもしれない。

「季節性感情障害」は特定の季節にうつなどの症状が出るもので、秋になるとうつ状態が始まり、春とともにおさまるという冬型がもっとも多い。「冬季うつ病」とも言われる症状だが、原因は日照時間の短縮にあるという見方が一般的だ。スウェーデンは冬至の頃になるとストックホルムでも日の出は午前9時ごろ、15時前には日没してしまい、日中も夕方のような天気が続く。北極圏に入る北部は1日中太陽が昇らなくなる。日本より冬季うつ病になりやすい環境と言えるが、うつ病から自殺に至るリスクに対して社会はどのように対応しているのだろうか。

自殺をいかに防ぐか─疫学と治療

国立自殺研究・精神疾患予防センター（ＮＡＳＰ）の責任者で、カロリンスカ研究所精神医学・自殺学研究室のダヌタ・ヴァステルマン教授によると、世界では年間１００万人が自殺するという。10万人あたり14人程度だ。世界保健機関（WHO）によると、欧州の自殺率トップはリトアニアで、男性は10万人あたり50人以上に上る。ロシアやハンガリーなど旧社会主義国家も非常に高い。スウェーデンは2011年の自殺者数が1378人、10万人あたりは例年12～14人程度と欧州の平均的な位置にあり、統計からは冬季うつ病の影響は見えてこない。しかし自殺率が低いのはスペイン、ポルトガル、イタリア、ギリシャなど日照時間が長い南欧の国々が多いのも事実だ。一方、日本は2014年の自殺者総数が2万5427人、人口10万人あたりの自殺者数（自殺死亡率）は20人に達する。一時期の年間3万人超という状況は脱したが、世界でも自殺率上位国であることは間違いない。

世界的な傾向として、自殺は男性、中高年に多く、女性や子供、青少年には少ない。高齢でうつ、統合失調症、双極性障害、依存症などの精神疾患症状を持つ人はより自殺リスクが高く、多くは社会的な状況、たとえば会社の倒産や離婚、慢性の病気などの外的なイベントが最終的な自殺の引き金を引いてしまう。一方、若者の場合は突発的な自殺の割合が増える。

ヴァステルマン教授によると、欧州では自殺者の４人に1人は、自殺の数週間から数カ月前に一般的な医療機関、地域の医師とコンタクトを持っているという。自分自身に異常を感じ、支援を求めていたのだが、精神科を受診した例はほとんどなかった。ヴァステルマン教授は「彼らの助けてくれという叫びが精神医療まで届いていない。一般的な初期医療を担当する医師やクリニックでは、自殺の兆候を発見することは難しい」と言う。

自殺をする人は精神的な柔軟性や対応力を失っていることが多い。自殺対策として行われる心理療法の多くは、悲観的で極端な考え方を中庸に持っていき、ものごとの長所と短所を同時に柔軟に見られるように指導する。その際、大切なのは家族や仕事仲間、宗教的なつながりなど当事者の人生に大きな位置を占める人たちのネットワークだ。それは自殺者の多くが失っているものでもある。

治療をする側は、まず社会性のあるアクティビティ（活動）を用意し、自殺志願者の参加を促していく。その際には自殺志願者、自殺未遂者だけの集団を作るのではなく、一般の人が多数参加している中に彼らを取り込む仕組みづくりが重要だ。自殺の危険がある高齢者も、たくさんの健康なお年寄りの中に入れる。ヴァステルマン教授は、この方法は非常に重要な自殺予防策、かつうつ病の治療法になると考えている。そのため、スポーツを楽しむアクティビティなど患者が参加しにくいものではなく、会って話をし、考えを聞くなど治療と自殺予防に適したアクティビティを作ることが必要だという。

自殺のリスクファクターは、睡眠不足、不適切な食事や運動不足も影響する。家族歴、遺伝的な因子もある。生物学的なリスクファクターの研究は現在も日々行われており、精神の安定にかかわるセロトニンなどの神経伝達物質の低下が原因と言われている。一方、大切な人との離別、安心できる生活の崩壊などの環境の変化が最終的に自殺の引き金を引く。会社の倒産や失業もあるが、大学に入学したばかりで友達を作れないまま、自殺する新入生も多い。

近年の若年層の自殺に大きな影響を与えているのが、インターネットだ。精神的な問題を抱えた若者はネットに助けを求め、その結果「ひきこもり」状態となり、外の世界から隔離される。青少年の8〜10%が1日5時間以上、ネットを利用しているというデータもある。スウェーデンでもここ15年くらいはネット対策が自殺予防の重要な課題になっている。

自殺志願者に対する治療法は抗うつ剤、向精神薬の処方と心理療法（特に認知行動療法により「黒か白か」という自殺志願者特有の極端な考え方を是正していく方法）を組み合わせる。欧州で２００１年に行われた研究では、イタリア、スペイン、スイス、ドイツでは、男性に対する治療効果の方が高いという結果が出た。これらの国は男性優位の思想、習慣の強い国で、女性には十分治療が行われていないとヴァステルマン教授は言う。男女平等の思想が強いスウェーデンやノルウェー、フィンランド、デンマークは反対で、女性の方が男性より多く治療を受けているそうだ。

治療が奏功した後の退院時には、その後の経過追跡が重要になる。ヴァステルマン教授のチームは1、2、4、7、11週後、さらに4、6、12、18カ月後に経過を追っている。ヴァステルマン教授は、治療に際して精神科医自身が患者に対して否定的な態度で接してしまうケースがあると指摘する。「自分が無意識に患者に対して取っている態度を、医師含め治療にかかわる者はよく理解しないといけない」と医療従事者側の教育の必要性を強調する。

自殺予防へ──公衆衛生学的アプローチ

より予防的に、自殺を求める人を作らないようにするには、どうすればよいか。公衆衛生学的な対策としてヴァステルマン教授は3つの方法を提示した。

まずはメディアへの働きかけ。著名人などの個々の自殺例を取り上げすぎると、連鎖的な自殺など負の影響をもたらす可能性がある。若者、中高年問わず、いっそ有名になりたいという思いから新聞に書かれていることをそのまま実行してしまう自殺者の例がある。思考が極端で柔軟性がない人は、特に自殺と親和性が高いということをメディアは理解すべきだという。つまり、自殺から抜け出した「成功例」を報道することこそが重要で、県や国に自殺志願者を助けてくれるどんな方法があるのかという情報と知識を提供する記事の掲載をメディアに働きかけていく必要がある。

二つ目の方法はアルコール依存、薬物依存対策だ。アルコールの値段を上げ、薬物を入手しにくくすると自殺は確実に減る。「80年代後半、ゴルバチョフ時代の旧ソ連では反アルコールキャンペーンが展開されアルコール依存が減った。すると自殺が32%も下がっている」同時期の欧州全体ではたった3%しか減っていない。これが現在までで史上もっとも成功した自殺予防対策と言える。

そして子供たちに対するアプローチだ。学校で演劇などを通じてメンタルヘルス教育を行うプログラムが欧州11カ国で実施され、高い自殺予防効果が確認された。この中では子供たちに「自殺を考えることがあるか」などのスクリーニングも同時に行い、支援が必要な子供たちを見つけ出す試みも行われた。残念ながら、うまく親の協力が得られないケースがあり、スクリーニングでは14％の子供にリスクがあるとされながらも具体的な支援まで持っていけたのはその３分の１だったという問題も残った。

子供たち対象のヒアリングや相談の受け付けは、「青少年外来」という専用の施設で行われる。「青少年外来」は今ではスウェーデンの子供たちに「親や先生には秘密で、匿名で相談に乗ってくれるところ」と広く認知、利用されているという。

欧州で２０００人の子供たちを調査したところ、飲酒、薬物、たばこを経験せず、睡眠は十分、活動的でネットの利用は少なめ、学校にもきちんと行き、身体的にも太りすぎず、やせすぎず――という健康、健全な子供は全体の約58％だった。正反対の大量飲酒、薬物、たばこを経験し、睡眠不足、無断欠席も多いという子供は13％。残る29％は薬やアルコールはないが、ネットに依存し十分寝ておらず、身体活動が少ない子供だ。

ヴァステルマン教授は最後の29％の層を、自殺リスクの高い群として心配しているという。ネット依存と不眠が現代の自殺の重要なキーワードと言えそうだ。

カロリンスカ研究所の支援を受け、南ストックホルム精神科病院の臨床現場で自殺対策を担当するガッサン・シャーラ医師は、「我々はなされてしまった自殺をもっと研究し、そこから学ばないといけない。飛行機事故と同じようにもっと徹底的に分析せねば」と言う。1例の自殺を一時的なアンラッキーな事実と考えず、背景を分析することが次の自殺の予防につながるという指摘だ。同病院では患者の自殺があった場合、家族など関係者への綿密な聞き取りを行っている。カロリンスカ研究所が主導する理論を、現場が実効性のある取り組みに落とし込んでいる形だ。

警察、消防との連携

自殺対策の最前線に立っているのは医療従事者だけではない。緊急通報で現場に駆けつける警察や消防、レスキュー隊、救急隊などの活動も、自殺を水際で防ぐ役割を担っている。NASPには現在、警察、消防、救急の連携システムを構築しているプロジェクトチームがある。

スウェーデンではブルーの回転灯が警察や消防、救急の目印だ。事件、事故が起きた場合、その当事者や目撃者はSOS通報と呼ぶ「112番」に電話をかける。これは日本の110番と119番を兼ねた番号で、電話に出た交換手が通報内容をコンピューターに入力、コンピューターが対応策を判断、関係部局に連絡する仕組みになっている。たとえば交通事故なら車が燃えているかもしれず、警察、救急、消防に連絡が入る。

問題は警察、消防、救急にできること、できないことが法律や条例で定められていて、現場で融通を利かせることができなかった点だ。たとえば救急隊員は住宅のドアを壊して中に入ることが許されていなかった。中に患者がいると分かっていても、警察官の到着を待たねばならない。

自殺事案の場合も、同様に小さな法律上の問題が実務上の壁になっていたという。たとえば橋や高い建物から飛び降りようとしている人がいる場合、日本ならば多くの人は110番に通報して警察を呼ぶだろう。スウェーデンの場合は、前述の通り112番の交換手にかける。そこでコンピューターが通報先を判断する。往々にしてまず警察に連絡が入り、そして消防隊にも連絡が行く。スウェーデンでも一般人と直接相対する職務は警察官の役割と考えられているからだ。警察に橋に急行せよと指令が出て、現場で自殺志願者と話をし、説得に入る。消防隊は橋の下に行き、飛び降りてしまった場合の保護の準備をする。

しかし、警察が最初に現場に到着すればいいが、消防隊が先に来てしまった場合、厄介なことになっていた。消防隊は自殺志願者を説得する役目を担っていないので、何も語りかけず、橋の下で待つしかなかった。消防隊員には専門の教育が行われていないため、自殺志願者、自殺企図者と直接コンタクトすることが許されていなかったからだ。

一般的に、今にも自殺しようとしている自殺企図者と話をするのは非常に危険だと考えられる。間違ったことを言って、自殺してしまう恐れは誰しも抱く。しかし自殺学の研究では事実はその常識とは全く反対であることが分かってきた。つまり、誰も話しかけずひとりぼっちにすることの方がずっと危険だということだ。消防隊が行動を制限されてきたことは、これは自殺防止どころか、まったく逆の効果を生んでいたということになる。

そんな現状を受け、NASPのプロジェクトチームは青い回転灯にかかわるすべての職種が取り組む自殺対策の改革案を打ち出した。まずはストックホルム県で先行的に実施されている。ストックホルム県では年間約300例の自殺があり、未遂は年2000～3000件に上る。そしてプロジェクトチームには、警察、消防、救急の各機関と県の地域医療部門から責任者が参加、さらに精神科医や自殺学の専門科であるNASPのスタッフが加わっている。

改革案でもっとも重点を置いたのは教育だ。NASPが自殺予防の理論とケーススタディの教材を提供し、特に自殺志願者とどうコンタクトするかを学ぶ講習会を行い、ビデオ教材も作成した。工夫したのは警察、消防、救急の隊員が合同で受講するようにした点だった。講義は自然とそれぞれの職種の経験を交換する場となった。講義の結果、各職種から選抜された人は、精神的に問題を抱える患者への救急措置、メンタルヘルス・ファーストト・エイドを学ぶコースに進む。精神疾患の基礎的な知識を学び、治療法の基礎、特に自殺志願者、うつ病患者、不安を抱く患者への接し方を身につけていく。コースは非常にシンプルで、心肺蘇生法の基礎を学ぶのと大して変わらない。受講した選抜者は自分の組織に戻り、同僚たちにそれを教えることになる。

次の改革は、112番の交換手が使うコンピューターのプログラムだ。実はプログラムの中に自殺企図者への対応策が入っていなかった。交換手が現場にどの職種を送り込むか自分で判断しなくてはいけなかった。それを変更し、自殺志願者がいるという通報を受けると警察、救急、消防のすべてに連絡が入るようにした。さらに現場での対応は、どの職種の隊員でも臨機応変に行える形にした。例えばドアを壊さないといけない現場に消防隊が先に着いた時は、消防隊員が警察と電話連絡をしながら開けることができるようになった。

さらにＳＯＳ通報のデータベースで自殺の統計を取ることが始められた。結果、鉄道、橋、高い建物など多くの人が自殺する自殺の「ホットスポット」が分かってきた。そのデータを生かし、ホットスポットの橋の欄干を高くするなど対応を取ると、実際に自殺を減らす効果が出たという。現場に行ってみて、欄干を乗り越えられないことが分かると、自殺する気持ちに変化が起きるようだ。

プロジェクトチームは、自殺未遂をした人自身や自殺した人の家族とコンタクトをする作業も行っている。小さなしおりを作り、精神的な危機に陥った場合、相談できる電話番号のリストを記載した。同じものは救急車、消防車、警察車両にも配布し、自殺しようとして保護された人にも渡している。

最新の取り組みとしては、精神科看護師が警察車両に同乗するチームを発足させている。普通、警察車両に乗る警察官2名に加え、精神科看護師1名が乗る。自殺志願者にはまず看護師が話をし、自殺を思いとどまらせた後の対応も担当する。自宅に送り届けたり、家族と話をしたり、精神科外来に連れて行くといった手順を警察がやらなくても済むようになる。警察の負担増を防げ、患者にとっても専門の看護師のフォローを受ける方がメリットは大きい。

残された課題は、自殺に関する各機関のデータベースが統合、共有されていない点だ。112番の通報データベースはできたが、警察が持つ詳しい捜査結果のデータは依然クローズドにされている。警察は大抵、自殺現場に最後まで残り、もっとも詳しい現場検証を行う。たとえば、自殺を図った人をERに運び救命措置を行った場合、その結果救命、蘇生できたのか、そのまま亡くなったのかは、消防や救急のデータベースには残らず、把握しているのは警察のみだ。しかしそのデータは自殺予防の政策立案には現状使えない。警報のデータベースはインターポール（国際刑事警察機構）など各国の警察機構とリンクしており、この点は簡単に超えられない壁となっている。

第10章　当事者団体

精神科医療の当事者として、スウェーデンで非常に重要な位置を占めるのが、患者自身が組織する当事者団体だ。日本ではもともと家族会の活動が活発で、当事者のみからなる団体は90年代以降に活動を始めたケースが多い。スウェーデンも90年代後半の精神科医療改革の流れの中で、当事者活動が活発化してきたが、その活動の萌芽は日本よりかなり古く、それ故に影響力も強い。

患者会の現状

精神疾患患者協会（RSMH）ストックホルム県支部はストックホルム県内の各市にある計20の患者協会（ローカル協会）をまとめる上部団体だ。直訳すると「精神的不健康に関する社会的連合会」という意味で、特定の疾患ではなく広く精神疾患全体をカバーしている。スタッフは専従職員が2人、パートタイムの人が3人。ローカル協会は平均70～80人の会員で組織されているので、県支部の傘下にはおおよそ1500人の当事者がいることになる。

ローカル協会の運営費は所属する市から交付を受け、県支部は県の予算で運営されている。スタッフのフレドリック・ゴスニエールさんは「会員は社会で最も貧しい層に属する人たち。多くの会員は就職する前に病気になっているし、就職後に発症した人も大半は病気のために早期退職をしている。公的支援は欠かせないものだ」と話す。

主な業務は患者、当事者からの電話相談への対応だ。ローカル協会はより患者に近く、患者が参加するアクティビティ、学習サークルや芸術サークルなどを主催することもある。県支部は年に一度はバス旅行を主催しているし、歯科の共同受診会を開催することもある。向精神薬は口の中を乾燥させる副作用があるため、歯のメンテナンスを皆で受けよう、という試みだ。

精神科医療改革と新たな課題

スウェーデンで、精神疾患患者の当事者連合会（RMSO）が作られたのは1967年。当初から精神病院は閉鎖すべき、より人間らしいケアを受けられるところを用意してほしいと訴え続けてきた。80年代に入ると、RSMOのほか同性愛者など社会的なマイノリティが集まって「R」という雑誌を発行した。連合という言葉の頭文字で、さまざまなマイノリティの団体が集まり、自らの声を発信し始めた時代だ。

「当時、一般市民は精神疾患についてほとんど無知だった。雑誌が出たときはかなり注目され、新聞やテレビなどでも取り上げられた。以来、50年近く経ち、精神医療に関する情報ははるかに社会に浸透し、共有されているはずだけど、注目度は当時より下がり、状況はさらに悪化している気がする」と県支部のスタッフ、ハンス・マルクッソンさんは言う。行政や政治家は患者団体の声を聞く、という姿勢は示すが、回答を急かすばかりで本当に患者の声を政策や行政に生かす気がない――というのがマルクッソンさんの主張だ。

マルクッソンさんは1995年からの精神科改革を「精神科病院が閉鎖され、入院患者はごく普通の住宅に移った。でも長く患って入院していた人はそう簡単に日常生活を自力で送ることはできなかった」と振り返る。改革による病床数の激減は、必要なときに入院できなくなり、状態がより深刻になり強制入院や自殺に至る事例の増加という負の結果も生みだした。新患の受診待機期間も長くなった。

改革以降、多くの患者支援プロジェクトが政府によって打ち出されているが、必ずしも持続していない。当初は多額の予算が投下されたが次第に尻すぼみになり、活動も削減されつつある。たとえば患者自身の声を聞き、その実現をサポートするためのコーディネーターという職種が作られ、元患者たちがその役目に就いたが、今ではあまり機能していないという。現在は県、市と患者が共同で組織する「委員会」が各地に作られ、定期的に意見交換を行う取り組みが増えている。患者側の委員は各地のローカル協会の会員が参加することが多い。委員会では、実際に行われた医療に対する評価をするほか、患者側からさまざまな改善要望を行っている。

精神疾患患者の多くは経済的に苦しい状況にある。その苦境は基本的にずっと変わらない。スウェーデンでは近年、伝統的な高福祉政策をとる社会民主労働党と、新自由主義的な右派の穏健党が国会、地方議会ともに勢力争いをしているが、「どっちに転んでも精神疾患患者が経済的に一番下のゾーンにいるのは変わらない」とゴスニエールさんは言う。加えて、スウェーデンでは精神科医も他科の医師と比べて地位が低いとも指摘する。

マルクッソンさん、ゴスニエールさん含め、RSMHのスタッフは「改革によって多数の人がベターな生活ができるようになったのは間違いない」と言いつつも、「すべてよいことばかりではない」と断言する。特に国、県、市と明確に機能が分けられたことで「患者を総合的に見ることが難しくなった」という不満は強い。精神科医療全体に費やす費用の増額とともに、それを国、県、市がどのように分担するかが、大きなテーマだという。

社会への情報発信

ＲＳＭＨの大きな役割の一つが社会への啓発活動と情報発信だ。ＲＳＭＨでは会員の患者たちによる演劇や歌の上演会、絵画や工芸品の展示会などを定期的に行っている。

背景には「精神疾患の患者を隠そう、社会から見えなくしようという発想がほとんどない」というスウェーデン社会の特徴があるようだ。マルクッソンさんは「私たちの考え方の基本は『開放』にある」と言う。かつてはスウェーデンでも精神疾患を「恥ずかしい病気」と考える風潮があり、今もそのように思う人はゼロではない。しかし「身体に病気があるか、精神に病気があるかで区別するべきではない」という意識が徐々に社会に浸透してきているという。「言葉の使い方一つも重要だ。昔は『頭がうまく動かない』とか言ったが、今、私たちは『精神的不健康』という表現をよく使っている」と言う。

これまでに紹介したように、スウェーデンではグループホームや入院施設が市中のアパートの中に作られていたり、幼稚園の隣に建てられていたりする。日本ならば周辺住民から不安の声が上がり、建設反対の動きが出る可能性も高い。マルクッソンさんは「建てる前に反対が出ることはある」と認めつつ、ある例を挙げた。「南ストックホルムで精神科グループホームの建設計画に対して『こっちに来るな』と運動をした地域があった。その記事が新聞に載ると、スウェーデン全土から『どうして拒否するんだ』と抗議が殺到した」。ゴスニエールさんも「精神科の施設は大切だ。でも私の家の隣には建てないでという人も必ずいる。不安だとか、地価が落ちるとか理由はさまざまだ。でもできてしまった後にはまず苦情は出ない。不安が現実になるような出来事はまず起きないからだ」と言い、「そんな出来事を見るとスウェーデンの社会も一歩ずつ進歩しているのだろうと実感する」と語る。

もちろん第1章、4章、8章で取り上げたリンド外相暗殺事件のような凶悪事件が起きると、社会の反応が大きく変わることはある。「私たちの仕事はオピニオンを作るということだ。凶悪事件が起きると苦しくつらい思いをするが、多くの人々の精神的不健康に関する意識を変えていくのが我々の仕事であり、社会参加の方法なのだから諦めず続けていくしかない」。マルクッソンさんたちの言葉には、スウェーデンの精神科医療の受け手だけでなく、作り手としての強い自負と責任感が込められている。

参考文献

『2014 世界年鑑』（共同通信社 2014）

『スウェーデンを知るための 60 章』（明石書店 2009）

参考サイト

(*1) 外務省ホームページ
http://www.mofa.go.jp/mofaj/area/sweden/data.html

(*2) 一般財団法人国際貿易投資研究所ホームページ
http://www.iti.or.jp/stat/4-001.pdf

(*3) 財務省財務総合政策研究所「主要諸外国における国と地方の財政役割の状況」報告書（2006）
http://www.mof.go.jp/pri/research/conference/zk079.htm#zenbun

(*4) 財団法人自治体国際化協会「スウェーデンの地方自治」（2004）
http://www.clair.or.jp/j/forum/series/pdf/j15.pdf

(*5) 厚生労働省ホームページ「知ることからはじめよう　みんなのメンタルヘルス」
http://www.mhlw.go.jp/kokoro/speciality/detail_into.html

(*6) スウェーデン国家健康福祉委員会ウェブサイト内「ナショナル・ガイドライン」
http://www.socialstyrelsen.se/publikationer2011/2011-1-3（スウェーデン語）

(*7) 国立精神・神経医療研究センター病院ホームページ
http://www.ncnp.go.jp/hospital/sd/seishin/qanda.html

(*8) 厚生労働省ウェブサイト
http://www.mhlw.go.jp/kokoro/speciality/detail_recog.html

(*9) Swedish Brain Power ウェブサイト
http://swedishbrainpower.se/

(*10) SveDem ウェブサイト
http://www.ucr.uu.se/svedem/

(*11)「サムハル (Samhall)―スウェーデンにおける保護雇用の取り組み」福島淑彦・早稲田大学 政治経済学術院 公共経営研究科教授（2011 年）－独立行政法人労働政策研究・研修機構
http://www.jil.go.jp/foreign/labor_system/2011_4/sweden_01.htm

特別寄稿

「スウェーデンの精神科医療から学ぶ、日本の精神科医療の今後のあり方」

福田　浩紀

はじめに

今、日本の精神科医療は変革を求められている。疾病構造の変化、長期入院患者の減少、医療費抑制に伴う病床数削減政策、入院医療から外来医療中心への変化など、医療に対する考え方は変わった。今までのやり方では、患者は不幸になり、病院経営も立ち行かなくなる可能性がある。入院から外来へ、病院から地域へと方向は間違いなく進んでいく。だが、現実には精神科疾患に対する差別と偏見は今なお強く、仮に退院できたところで、地域の受け皿は十分にない。結果として、患者は孤立してしまい、最悪の場合は自殺をしてしまうこともあり得る。医療費抑制政策が進められる中で、精神科医療がどこを目指し、患者にとって何が良いのか、そのために病院、医療従事者、地域は何をしていくべきであるか、社会全体として取り組まなければならない。

30年前まではスウェーデンも日本と同様の状況だった。だが、国やマスコミ、医療関係者の努力と国民の支持のもとで現在の形になっている。当事者たちはまだ不十分であると言っているが、日本に比べると圧倒的に良い環境である。より良くするために常に議論を続けている。もちろん、間違いや失敗もないわけではない。だが、「今回はだめだったが、良くなるにはどうしたらよいだろうか」と議論を徹底し、努力を続けている。国や政治家もマスコミを巻き込み、国民も参加し、良いものを作っているように感じる。

今回「スウェーデンの精神科医療」を視察することにより、日本の精神科医療の在り方を考えるヒントを見つけられたらと思う。

スウェーデンの精神科医療のいま

◎スウェーデンの精神障害者ケアの現状

スウェーデンの面積は日本の1・2倍ほどだが、人口は約975万人（2014年12月現在）と日本の13分の1以下である。出生率は、女性が働きやすくなったこともあり1・98（2010年）である。経済にも力を入れており、GDPが世界4位にまでなったこともある。移民が人口の19・1％（2010年）と多く、移民に関しても、一定期間税金を納めれば、スウェーデン人と同じ医療福祉サービスを受けられる。もちろん想像の通りGDPにおける租税率は高く、45・8％（2010年）である。日本は26・9％（2009年）の税金だが社会保障に関しては、スウェーデンは税金で賄い、日本は社会保険で賄っているので、実際それを含めると、単純に個人の多寡は比較できない。むしろ税金の使い道がはっきりしているスウェーデンの方が、国民も納得しているのではないかと思われる。ただスウェーデンにおいても日本同様高齢化は進んでおり、それに伴い医療費は増えてきている。その中で、現在以上に税金は高くできないので、将来的には自己負担が増えてくると考えられている。

スウェーデンにおける障害者に対する考え方は、「患者」から「市民」へと変わっていった。1960年頃までは「障害者は何もできない」という考えの下、施設に入所させ、周囲が世話や介護の何もかもをしていた。その後、考え方は変わり、障害者が社会で一般市民と同じように自立して生活できる様、国、県、市は環境を支援していくことになった。その結果、病床数は減り、障害者が権利を持つことができ、また本人の意志で選択し、活動していけるようになり、そうして個々の幸せを獲得していった。

入院をさせていた時代には、ほぼすべての援助を周囲が行っていたため、患者自らができることさえしなくなり、廃用性症候群といった能力の低下へ導いてしまうことが多かった。もちろんただ入院を廃止し、障害者を地域に戻せばよいという話ではない。そのために国民の総意の下、国や地域の受け入れ態勢や制度を充実させ、変えていったからできたことである。

日本を見ると病床数削減、地域へと言いながら、実際地域に戻っても得られる援助も十分ではなく、孤立していき、最悪の場合、自殺に至ってしまうこともある。また精神科疾患に対する偏見、差別意識はまだ強く、それを取り除くことも地域に戻すためには重要である。もちろんスウェーデンも改革の中で多くの問題があった。それでも、障害者たちを政治に参加させ、本人たちが意見を出すことによって、精神科疾患に対する誤解を取り除いていった。

日本に比べると圧倒的な数の障害者たちが社会に参画しているといえる。当事者だけでなく、国、県、市、政治家、官僚、マスコミ、医療従事者はじめ、皆が精神科医療と精神科福祉に対し理解を示し、同じ方向に向かって議論してきた結果が、現在のスウェーデンの精神科医療である。ただ法律を作れば良い、制度を変えれば良い、というわけでは決してない。そのことを含めて何か今後の日本の精神科医療の参考になればと思う。

◎精神科医療の歴史

スウェーデンの精神科医療は大きな変化を成し遂げてきた。精神科の施設が一般のマンションのワンフロアにあり、幼稚園の横に精神科の入院施設がある。精神科の入院病床数は人口対比率で日本の10分の1以下である。精神科病院へ通院するための敷居が低く、精神科疾患を抱えていることを本人が公表している例が多い。精神科疾患が「病気」としてしっかり認識されている。精神科疾患、障害に対する差別意識や偏見がほとんどないなど、日本では考えられないことが当たり前のように行われ、考えられている。

実際に話を聞くと、30年前まではスウェーデンも日本と同じように、偏見や差別があり、罹患者はその病気を隠していた。病院にも気軽にかかれなかった。精神科疾患に対する理解も進んでおらず、地域に精神科患者の施設を作るとなると、住民からの反対も多かった。精神障害者は、障害の中でも、一番底辺に位置付けられており、どちらかというと彼らを隔離すべきだという考えが中心であった。そのような歴史の中で、精神科医療改革の実践の中心として動いていた医師のフィリッペ・コスタ氏の話を聞いた。

1980年代まで精神科の施設は、1000床規模の大きな精神科病院と外来中心の病院の2つのグループに分けられていた。精神科病院の病床は閉鎖病棟であり、長期入院、強制入院が当たり前だった。そのことへの疑問が出てきて、82、83年頃から改革が始まり、86年には長期入院「患者」という扱いではなく、一般「市民」としての権利を持たせるべきだという考えに変わり始めた。

最初に行われたのは、今まで大きな枠の中の一人と見ていた患者を、セクトという細かいセクションに分けることだった。ストックホルム県を27のセクトに分け、個々の病院で入院、外来の両方を担当し、特に外来に力を注ぐことを試していった。セクトを作ることにより、患者個別の追跡が可能になり、その中で精神科病院をどんどん閉鎖していくことができた。そして、精神科医が薬を出したら診療は終わり、という医療の部分の仕事を行うだけではなく、患者の社会的なかかわり方のケアをはじめとした、包括的な治療ができるように変わっていった。

精神科医は比較的保守的だったため、最初は反対も多かった。ただ、患者にとっては、退院した後の生活や住宅、仕事などの問題を医師と共有でき、またミーティングポイントと呼ばれる学習や交流の場が作られたことにより、より人間の本質にかかわる機会ができたため、良い部分は多かった。精神科患者にとっては治療だけでなく、社会環境も大切であり、そこを良くするためにときには政治家も巻き込みながら改革を進めていった。

コスタ氏は、精神科はただの精神科ではなく、「社会精神科」であるべきだと話す。病気と治療だけではなく、患者の社会的な部分にもかかわる。彼らを治療の対象ではなく、一人の人間としてみることにより、患者は回復を早め、精神科に依存しなくなってくる。結果、患者のニーズは入院治療から外来治療中心に変わり、精神科病院を廃止していくことも可能になった。

精神科医は保守的であったというのは、精神科医は医療、治療など、医師としてのプロフェッショナルな仕事をしたかったということである。それまでは疾患を診て、投薬をしたらそれで彼らの仕事は終わりであった。だが精神科医が患者の社会的なかかわり方に目を向けなければ、誰がしていくのだろうか。そういった思いで、当時の精神科医に働きかけていった。

ただ、この方法ですべて成功したかというと失敗も多かった。コスタ氏が主体的に働きかけることができたストックホルムの一部のセクトではうまくいったが、そうではない地域も多かった。結果として、96年までにはこのセクトの考え方が廃止され、仕事や住宅、ミーティングポイントなどの担当は市になった。スウェーデンにおける、いわゆる精神科医療改革の始まりは95年といわれている。今まで責任がはっきりしていなかった部分が、法律化により明確になったのである。

精神科医が、薬による治療だけを行っていた時代から、セクト化し、社会精神科として包括的に患者を診るようになった。そして今度は福祉の責任は市が持つという形になった。結果、精神科医は社会的な仕事が取り上げられ、薬物治療中心に戻ったのである。こうなってしまったもののコスタ氏としては社会的な問題も取り上げる社会精神科を推進していく希望がある。社会精神科の考え方は患者だけでなく、周囲の住民の安心にもつながると考えている。95年以降の改革の方向性が患者にとって本当に良かったのか。責任の所在は明らかになったが、福祉を担う市、医療を担う県、更には民営化するところもあり、それによって共同作業をすることが困難となり、患者にとって治療の複雑化を招いてはいないかという疑問もあり、不満もあるようだ。

日本の現状を見れば、スウェーデンの精神科医療に対する考えは進んでおり、精神障害者にとっては良い環境に見える。それでもスウェーデンではまだまだ十分なものではないと試行し続けている。

コスタ氏は、「スウェーデンでは精神障害者の権利や生活のために改革を目指し、そのために話し合いを続けた。ドイツでもそのようなことが行われたが、スウェーデンは実行に移し、ドイツは実行に移さなかった。そこに違いがあった」と話していたが、日本ではどうだろうか。地域や病院単位では、精神科患者のための取り組みを進めている。ただ、国レベルでは医療費抑制の議論と一緒になっている部分もあるように感じられる。

◎精神科外来施設

○南ストックホルム精神科患者のための外来治療施設

南ストックホルム精神科病院にて、外来治療について話を聞いた。精神科の外来に関しては、「初期医療センター（かかりつけ医）」からの紹介であったり、紹介はなく独自にアクセスして来たり、あるいは「初期医療センター」以外の医療機関からの紹介で来院することもある。精神科外来に来たら神経精神科で診断され、発達障害の患者は神経精神科外来に、残りは一般精神科外来に分けられる。治療計画に関しては、外来で検討され作成される。診断名は面接によって確定し、障害の程度が判断された後に、今後の治療や受けられる福祉サービスが伝えられる。診断名が確定するまでに4、5回外来に通って診察、面接を行うという。発達障害として診断されると、専門の協会がサポート情報を与えてくれる。自閉症と診断されると、「ハビリテーション」（リハビリテーションは回復することを意味するが、スウェーデンにおいて自閉症などの生まれつき、あるいは早期から起こる機能障害は、元に戻すという〝リ〟ハビリテーションではなく、ハビリテーションと表現されている）やグループ活動を主に行う。ADHD（注意欠陥多動性障害）の場合は一部薬物治療と並行して、グループ治療を行い、患者たちと一日の過ごし方を話し合ったり、認知行動療法を行ったりする。ADHDは現在成人でも5％程の割合でおり、その対応が課題になっている。

南ストックホルムでは、人口60万人に対し151床の精神科病床しかなく、他のエリアよりも人口当たりの病床数が少ない。治療に関しては、重症以外は外来治療が基本になっている。これを実現させるには、医師だけでなく、ケースマネジャーをはじめとした周囲の人間が大きな役割を果たしている。日本のようにすべてに医師が関与しなくても、他の医療スタッフ、介護スタッフがある程度判断を下すことも可能である。そのためにも、しっかりした教育の上にある共通理解が前提にある。

ケースマネジャーは患者の背景まで十分に把握しており、継続的に担当し、常にコンタクトを取れる状態にすることにより、患者も安心することができる。そのためにも、専属のコーディネーターのような役割にしている。医師、スタッフは、患者に対して、それぞれの症状と個別の状況に合わせた対応を行っている。医療と社会とのつながりは、精神科医の仕事としての関係では薄くなったが、他のスタッフが継続してフォローできる態勢を取っている。

○命を救おうプロジェクト

南ストックホルムの外来精神科施設の中で取り組んでいることとして、「命を救おう—自殺者数を減らそう—」という取り組みがあるそうだ。

スウェーデンでは2010年現在、人口10万人当たりの自殺率が11・7人である。世界的に見て平均的だが、過去には人口対比率で今の倍近くの割合の自殺者がいた。1990年代前半から国家的自殺対策プロジェクトとして包括的に力を入れ、その努力の結果、自殺者を減少させることに成功している。最終的には自殺者ゼロを目指し、国が中心になり各機関で対策が実行され、その一つとしてこの「命を救おう」プロジェクトがある。行っていることは、あらゆる人への教育であり、そして安心感を持たせることである。

16〜20歳の青少年、精神的に不安定な患者自身に、またその家族とコミュニケーションを取り、それによって症状を緩和させることはできないかという取り組みをしている。自殺症例に関しては、なぜ起きたのか（一時的な不幸な出来事として考えず）を分析して予防対策を考える。すべての自殺症例に対して、遺族や周囲のインタビューを行う。この10年間は自殺企図のある患者を本活動に参加させ、患者の立場に立った考えも取り入れている。自殺の問題はデリケートであり、表に出して話し合うことが難しいが、スウェーデンでは、事実をオブラートに包むことよりも、どうしたら自殺を防げるのか、オープンにして国民や青少年に問いかけており、またその方が良い結果になると考えている。

◎アルコール依存症センター

ストックホルムにあるアルコール依存症患者をサポートする施設を訪問した。ここはアルコール、薬物も含めた依存症の治療の研究や予防対策などをカロリンスカ大学病院の精神科医が中心となって行っている公的なクリニックである。この施設のビジョンは、患者、家族のライフクオリティを上げるというものであるが、依存症から抜け出させるとは書かれていない。依存症から抜けられない方たちも助けなければならない。依存症という病気として扱うのではなく、一人の人間として向き合う。表面に現れている事象だけではなく、依存症に至ったその人の内面や背景を見ることを大事にしている。

ストックホルム県の人口約200万人のうち、2万2000人が依存症患者であり、そのうち男性が65%、女性が35%である。依存症の内訳は、50%がアルコール依存、25%が薬物依存、残りが重複した依存である。近年は女性の依存症が増えてきている。この依存症患者に対しては年に最低1回は面会するようにしている。

この施設は独自の救急外来を持ち、年間1万5000人が来院しており、精神科救急でスウェーデンでは最も多い病院となっている。入院に関してはこのセンターの中にある3つの病院で60床の病床数しか設けていない。年間約1万2000人の患者が入院をするが、一人当たりの在院期間は短い。20年前までは長い期間入院をさせていたが、今は90%が外来に移行したそうである。10%は、急性中毒、自殺企図、暴力問題などの例である。このセンターでは650名のスタッフが働いており、その内訳は医師が100名、正看護師が250名、心理療法士が40名、260名が精神科看護師と准看護師、管理部門である。

依存症患者にとって重要なことは、医療の継続であり、そのためにシステム化している。医療に関してはカロリンスカ大学病院をパートナーとし、ストックホルム県のすべての市に外来がある。市の責任の下、社会福祉サービスを提供している。依存症は医療的な問題であるので、医療の側面から見るべきであるが、実際は社会問題も多く含まれている。どこまで社会的な部分に入り込むべきかについては議論がある。

薬物依存の問題で見ると、最近、増えているADHDの治療に、中枢神経を刺激する薬剤を使用する機会が増え、それによる薬物中毒が新たな問題になっている。薬物治療を止めることについても、そのことが他の症状を悪化させることもあり、倫理的観点含め、問題になってきている。

ただこういった依存症が増え、医療の問題として取り上げられるようになることにより、一般精神科では変革するチャンスととらえている。依存症は医療の問題でなく、社会的な問題であると考える人もいる。そういった場合、薬物を使うことを意味がないと考え、治療を行わない医師もいる。だが、本当は精神科医にとってアルコールの問題は重要で、医療としての情報提供が必要である。精神科的な治療をしたり、依存症の治療をしたり、社会的な援助をしたり、それぞれバラバラに行うのではなく、患者を中心とし、すべてを同時に包括的に行っていくことが必要である。

実際スウェーデンではどのような対策を取っているのかというと、政府では100年近くアルコール依存症のことが議論されている。国会でも取り上げられている問題の一つである。例えば、酒税は国の収入のためではなく、アルコールの消費量の調整のために上げている。販売も限られた場所で行っている。レストランにおいても売買はコントロールしている。酒気帯び運転の罰則基準も、EUの血中アルコール濃度基準は0.5mg/mlであるが、スウェーデンでは0.2mg/mlと厳しい。

疫学的にみると依存症は比較的若い年齢の一般青少年に多い。若いと消費に対するコントロールを失いやすいからである。依存症と診断される手前の層も問題になる。精神疾患の診断・統計マニュアルであるDSM-IVにおいて依存症は7段階に分けられるが、最重度の層に分類される人たちより、その手前の層が問題になりやすい。なかなか治療に行かない層で、よって表面化されないからである。ただ、実際はさまざまな病気になりやすかったり、寿命が短かかったり、虐待などの問題行動があるのが事実である。依存症の前段階にいかにアプローチし、どう扱っていくかが、今後更に重要になってくる。

依存症の治療にあたっての一番の問題は、そもそも治療自体を受けないことである。理由としては患者に恥ずかしいという気持ちがあるからである。その対策で、インターネットを使ってヘルプラインを作ったりして、依存症治療のプログラムにどう取り組んでもらえるかなどを検討している。モバイルを使った取り組みも進め、また治療自体に興味を持たせる工夫をしている。外から見て、治療施設だと分からないような外来施設にしたり、目立ちにくい（銀行のような）一般的な施設にしたりしている。

そのような取り組みの中で、少しずつ環境も良くなってきている。基本的な治療はまず初期医療センターで行い、専門家でなくても対応できるようになってきた。スクリーニングをし、薬物治療をし、心理的な治療をする中で、不十分な場合は専門家に紹介する。専門家自体が少ないということもあるので、この形の確立を目指している。もちろんそのためにも周辺のスタッフの知識も必要なので、教育をし、サポートを続けている。

国の指針は保健福祉庁が作っているが、5年ごとに新しいものに作り替えられている。現在のものはスクリーニングを実施し、簡単なアドバイスを行い、社会精神的な治療を行い、薬物治療をするといった形になっている。社会精神治療にはCBT（認知行動療法）、Psychodynamic approaches（精神力動的アプローチ）、MET（動機付け強化療法）、MI（動機付け面接）など、たくさんの方法があるが、まだエビデンスが少ないのも実情である。ただ、効果はそれぞれそれなりにあり、それ程違いはないといわれている。

また、依存症は精神科疾患を合併していることも多いが、どの治療法がどの患者に効果的であるのか、なかなか分からず治療も難しい。薬物治療にはさまざまな薬剤を使うが、大きな効果がないのも現実だ。ただ薬物治療に関しては、薬物そのものの効果というより、薬をもらう行動が「薬をもらい、検査をし、看護師に会い、サポートを受け、禁酒する」という治療の習慣の一つとして意味を成しているということもある。

さまざまな治療の中で、結果が出ていることの一つに、「レストランプログラム」がある。アルコールは怒りを生み出す。その影響が出ている人にはアルコールを出さないようスタッフに教育をしている。若い男性のグループが一番問題になっているので、政治的には10年前から、一般市民、特に青少年の教育の取り組みをしたところ、アルコール飲酒量が落ちたという結果もある。ただ実際予防対策のプログラムは効果判定が難しいので、今後も課題としては取り上げられていくであろう。

◎精神神経疾患患者に対する行政の取り組み

スウェーデンには290の市があり、その一つであるストックホルム郊外の人口約6万5000人のテビー市にて行政の取り組みについて聞いた。スウェーデンにおいて、国は、知識や研究、法指針に責任を持ち、21の県では、治療、医療、服薬など、280の市では日常生活のサポート、仕事や住宅、日中活動に対して責任を持っている。1995年の精神科医療改革の後、病院が解体され、生活に関する責任は県から市に移った。結果として責任の所在ははっきりしたが、県と市の共同作業に関しては難しくなった部分もある

患者が退院する場合、まず県がその患者のニーズ査定を行う。その結果が出た後、市で、実際の個別サポートが決まる。その中で、障害者個々が自立した生活をできるようサポートをしてい

くのが市の仕事になる。サポートは、当事者の身の回りのことをすべてするホームヘルパーのような仕事ではない。当事者が身の回りのことを自分でできるようサポートすることを目標にして行っている。モチベーションを与え、自分でできることは自分でし、できないことだけをサポートする。実際にサポートをもらうかもらわないかも本人が決定する。ただ本人ができると思っていても、実際はできない重度の人もいるが、そういった方には医療的治療に重点がおかれ、県の方で対応する場合もある。

また、このような支援の中で家族も大きな役割を担う。家族が治療計画に参加することで、より良い結果が生まれることも多い。家族がサポートに参加するかどうかは当事者の自由意志によるところもあるが、障害者支援においては極めて重要である。

◎デイアクティビティーセンター

デイアクティビティーセンターは利用者の生きがいを保ち、生活リズムを付け、社会への参加を促し、ひいては職につけられるように個々のスケジュールを立てる場所である。

スタッフは当事者とともに計画を立て、目標に到達するやり方を見つけられるようサポートしていく。活動としては、料理や裁縫、メールやインターネットなどのコンピューター操作、写真撮影などさまざまなものがある。その人その人に合うものを探し、一般の会社に実習にいくこともある。個々の才能を生かせるようサポートしている。

なかなか仕事ができない人は、ノヴァセンターという拠点施設をベースに活動をしている。活動を対象者に合わせ、参加のしづらさをなくすために、趣味が合う人らと一緒に仕事ができるようマッチングを行う。出来上がった形に合わせるのではなく、何が必要かを考えて対応させ、共に楽しめる活動をしている。利用者が孤立をしないような工夫もしており、たとえば長期休みなどには特別にクリスマスパーティーといったイベントを行うこともある。利用者が、気軽に参加し、孤立しないよう、また不安を持ったり、引け目を感じたりしないようにし、健常者と同等レベルの生活ができるようにしている。

日本では病院から地域に戻った場合、スウェーデンと比べると生活することが難しい。もちろん統合失調症の患者は、意欲が低下し、感情鈍麻、対人緊張などの症状によって、外出が難しくなることもあるが、それに加えて、偏見、差別意識が、本人たちに引け目を感じさせ、表に出づらくさせているのではないかと考えられる。こちらの施設においても「偏見、差別に関して」を尋ねたところ、やはりそのための活動や努力はしてきており、その途中に起こる課題には正面から対応してきたという。

例えば精神障害者のための特別住宅は一般のアパートの中にある。一つのフロアが特別住宅であり、その他のフロアは一般の住宅用になっている。それに対しても反対はないという。どのような活動を通してこの状況を得られたのかというと、精神科医療改革の後、「精神科疾患とは何か」という情報提供がなされてきた。国民に対して説明をし、恐怖心を取り除くための活動を続けてきた。国の機関や患者家族協会が中心となり、テレビや新聞で精神科疾患を取り上げ、精神的不健康として、オープンに話されるようになり、その結果、疾患を持つ人が社会に出るようになっていった。精神的な病気になったことのある有名人をマスコミが起用したり、学校教育の中で小さい頃から周りに障害者がいることを当たり前のものとして教えたり、そのことで差別をしないといったことが、当たり前になっている。いわば男女平等と同じように、病気があっても当然という感覚である。企業においても、障害を持つ人を一定数雇っているということが、ある意味でのステータスになっている。

◎統合失調症の取り組み

○統合失調症協会

統合失調症協会（IFS;Interest group for people with schizophrenia and related psychoses）は、連合会の下に、6つの地域で60のローカルな組織がある。協会の運営に関しては、①会員に対しての活動、②統合失調症を経験した人への活動、③政治への関与がある。会員は80％が患者家族である。その方々に対しては、ハンディキャップ委員会などが、講習会をしたり、心理療法士と話し合いをしたり、学習サークルを開催したり、家族への援助に対するコースなどを開催したりする。政治への関与についても大きな役割を持っている。意見聴講会などに参加し、政治的な仕事もしている。

現実の問題として、市、県と、2つの責任主体があり、問題を感じればそれぞれに意見を出している。ストックホルムに14あるハンディキャップ委員会にも参加をし、市議会の前に意見を出すこともある。障害者自身も委員になり、政治家に意見を出せる機会も多くある。患者協会や患者自身が意見を出し、それをもとに障害者支援なども決まるといったことは日本ではそれ程多くない。実際本当に困っている当事者の意見を、障害者支援の検討材料にするということは必要な事と考えられる。

具体的な活動は、精神症状を持つ人のための仕事を斡旋し、希望する活動を選択できるように市と話し合いを行っている。成人の場合、独立した生活を送れるようサポートをする。家族が亡くなった将来のことを考え、事前準備をしている。家族に対するその後の援助も用意されている。親が行ってきたことを継続可能な外部サービスに移すなど、家族への依存を減らすための取り組みもしている。

他にも偏見や差別をなくす活動を続けている。家族会としては、精神科医療改革の前から、国から補助金をもらいながら、各協会にしおりや、一般市民に情報提供を行い、ポスターを使って地下鉄の駅に文言を掲示するなどの統合失調症キャンペーンを行ったりもした。

例えば、「珍しい鳥を見たら、なぜ人は注目するのに、珍しい人を見たら、なぜ人は目を背けるのか」や「金曜日にお酒を飲むと、精神障害などの難しい話を気軽にするのに、平日にはなぜそのような話題を避けるのか」「統合失調症は他の人に危ない訳ではない、自分に危ないだけ」などの文章を掲示した。総会を隔年で開催し、精神病連合会ではなく、「統合失調症協会」という言葉を使うようにもした。できるだけ、統合失調症という言葉をなじみのある言葉にした。また相談窓口としても機能している。病気である可能性があれば医療機関などへ紹介もする。他の協会との連携も密にしている。

ただ、不幸なことに、このような取り組みの最中の2003年、統合失調症患者による「外務大臣の殺人事件」と「幼稚園児の殺人事件」が立て続けに起こった。「統合失調症は、危険、殺人者と思われている。外出できない」「自分も殺人者になってしまうのではないか」と、患者自身が外来に来て、不安を訴えることもあった。一般市民だけでなく、障害者たち自身も恐怖心を持ち、困難な立場に立たされた。

03年の事件を乗り越えるための取り組みも、この協会は力を入れた。メディアに協力を求め、新聞や雑誌で取り上げられたことをテーマにセミナーを開き、ジャーナリストを招待した。メディアに殺人者の疾患名を書かないように働きかけた。結果として、メディアも精神科疾患に関しては慎重に扱うようにもなった。

　協会が患者をケアし、家族と一緒に問題に取り組み、政治にも働きかけ、多くのサポートや権利も獲得してきた。患者家族の言葉の中に、「私たちは家族でありたい、介護ケアをする人ではありたくない」「家族はいざというときに支援をする、ケアをする介護者ではなく、家族でありたい」といった言葉があるそうである。家族が面倒を見ると家族に負担がかかり、患者が孤立してしまうと自殺することもある。そのためにはサポートをする人が必要である。その整備のために、協会は取り組んできた。その後押しとして、改革の時は年1000万クローナ（約1億5000万円）、今では、毎年200万クローナ（約3000万円）、国から助成されている。最近では統合失調症協会だけでなく、さまざまな疾患に対する協会も増えてきて、共同で活動をしている。政治家とのパイプもでき、障害者が不便なく生活できるようにサポートされるようにもなった。

○統合失調症のガイドライン

　統合失調症の治療ガイドラインを作成した責任者の話を聞いた。スウェーデンにおいて重度の精神科疾患である統合失調症だが、薬物治療以外の方法が不十分であるため、ガイドラインが策定されたそうである。世界の研究をベースに心理的な側面、社会的な側面に対応したものが2011年に作成された。統合失調症はスウェーデンにおいて、国民の0・8%が罹患している。

若い時に罹患し、生活機能の低下も著しい。女性に比べ、男性の方が早期に発症しやすく、重症化しやすい。このガイドラインはEBP（Evidence Based Practice）として、保健福祉庁が出している。学識的なデータをもとに、患者個々に合わせた治療の決定、薬剤選択や、症状の緩和だけでなく、社会復帰を目的とした臨床的な側面を中心として作成されている。

このガイドラインの目的は統合失調症患者が社会復帰する、自立する、仕事復帰希望者にはそうさせる、友人、近親者などと再度結びつける、生活の質を上げる、精神状態を安定させるなどの内容が取り上げられている。倫理的に正しい研究のみをガイドラインでは取り上げている。各々の追跡調査は国がしており、社会的費用の変化なども取り上げられている。このガイドラインをもとに、教育されたケースマネジャーが責任を持ち、ヘルスケアプランが作成される。当事者や近親者も計画の作成には参加する。ガイドラインは一生を通した目標として、定期的に見直している。

ガイドラインは12の項目に分類されている。

①早期介入、早期治療。統合失調症の新患が来たらなるべく早期に治療導入を行う。再発の兆候が見られたらすぐに介入が必要である。この疾患は長期化するので、特別な治療チームが必要であり、そのチームのすべきこと、どのようにチームとコンタクトを取るかが挙げられている。

②医療などを受けられる人を増やすこと。退院すると他の人と接する必要が出てくるので、退院

する前から外来とコンタクトを取っておく。退院後1カ月以内の自殺が多いとされるので、退院後早期、かつ十分な支援が必要である。

③医療などに患者自身の意見を反映すること。患者の感情、自立心、価値観を考慮する。法律でも患者の自己決定を尊重すると謳われている。患者に対応するときには尊敬の気持ちを持たなければならない。患者とケースマネジャーの決定は同等の力を持っており、一生の目標や、段階的目標など、専門的な部分をケースマネジャー、自分の希望に関しては患者が言い、双方が同意しなければ決定をできない。患者の希望が入っているということで、結果として強制治療、閉鎖的な治療が少なくなる。患者が決定するということで、精神科医からは反対もあった。症状の悪化、自殺のリスクが増加すると考えられたが、結果的にはむしろ逆で、そのリスクが下がった。考え方としては、人生の目標に関しては患者自身が専門家であり、ケースマネジャーは提案をし、あくまでも患者自身が決定していく。治療介護計画の中で患者も決定権を持つことで、より良い効果が得られている。

④患者、家族に病気についての知識を提供するための精神医学的教育を行うこと。家族教育、心理的サポート法、疾患知識、社会訓練など、家族がかかわると良い効果が出る。そのために患者家族にも教育の機会を持ってもらう。過度に手を出しすぎない、介助しすぎない、批判的な見方をしないなどを教えたりもする。

⑤病気の再発や家庭内のストレス軽減のために家族に関与をさせること。家族にいかに協力してもらえるかが重要であるので、家族や患者に簡単に読めるような資料を作成する。医療従事者向けではなく、患者向けのガイドラインであるので、患者、家族の間の問題解決方法を提示する。適切で分かりやすい言葉で書き、問題解決手段を学べるものになっている。

⑥子供を持つ患者に対しての支援。親としての役割ができるようサポートを出す。外来に受診するのではなく、なるべく家で行えるようにしている。親の役割を軽くするための代替の家族の検討も可能である。

⑦長く続く症状に対して推奨される心理療法について。症状がある場合、薬物だけではなく、心理療法を施す。言語的、非言語的なものそれぞれを使い、CBT（認知行動療法）を陰性あるいは陽性の症状に合わせて実施する。CBTに関しては個人で行う方が良い結果が出る。研究などを行うときのみ、了解を取りグループで行う。また音楽療法も推奨されている。

⑧患者の機能改善につながる認知トレーニングについて。認知機能障害を改善する統合心理トレーニングとして、IPT（Integrated Psychological Therapy）という手法にエビデンスがある。

⑨社会的なスキル向上のための訓練、SST（ソーシャル・スキル・トレーニング）の実施。薬の調整や、自分の症状を認識し、症状を最小化したり、他者とコミュニケーションを取ったり、社会で自立した生活を送れるよう、グループで教育を行う。

⑩職業リハビリテーションや仕事に就くための支援。仕事に復帰したいという希望があれば、職場で実習を行ったり、職場に個別のサポーターを付けたりする。雇用者側は1カ月の間、給料を払わなくてよい。代わりに社会保険庁が支払いを行っている。約60％が職場復帰をするが、問題点としては、職場自体を探すのが難しいということである。雇用者側も患者の問題をしっかり把握することが、社会復帰に効果的である。社会復帰できない人はデイ活動などを行っている。

⑪自立して長期的に住むための住宅の提供。独自のアパートを探すが、やはり入居のための条件を課すと長期的にうまくいかないことも多いので、条件なしで契約をまずできることが必要である。独自住居は支援をもらえるが、仮に独自で生活できない場合はグループホームを生活拠点とすることになる。

⑫介護やケアの継続性維持のためのコーディネート計画。ケースマネジャーなどにより、支援方法などの計画を立てる。目標を立て、その目標に対して問題を解決していく。例えば、職場において、休憩時間に周りの人との会話が難しければ、そこにサポートを入れる。また本人の能力を上げられるのであれば、そのことによって良い結果を生み出すことも可能である。個々に合わせた素早い対応と継続した対応により、孤立しないで済むようにする。本人に決定権を持たせ、理想としては病院に行く必要性を少なくし、社会の中で、支援を続けられるようにして

いる。このため、ケースマネジャーはかなりスキルを有しており、患者の人生をコーディネートしている。

このような12項目の取り組みにより、統合失調症の患者にも健常者と同じ水準の生活をできるようサポートが行われている。ガイドラインの中身を見ると、いかに症状を抑えるか、問題行動を起こさせないかではなく、患者を中心に充実した人生を送れるように周りの人たちがいかにサポートできるかということが書かれている。

◎グループリビングホーム

スウェーデンにおける精神障害者も、1970年代前半は長期入院している人ばかりであった。70年代半ばから病床数が減り始めたが、90年代に精神障害者の生活調査が行われ、精神障害者は社会の中で一番立場が悪く、底辺にいるということが明らかになった。そのことから精神障害者に対しては個別の、また地域ごとの対応が必要だという結果が出た。結果として、こちらの施設のようなグループリビングホームが役割を果たし始めた。

医療と共同作業をしながら、本人の自由意志に基づく活動を行っている。このような改革から20年たった現在、住宅のタイプも重症度別に用意されている。比較的軽症の患者が住んでいるアパート、中間の症状の患者が住むサポート付きの住宅、そして重度の患者が住む特別サービス付き住宅があり、重度の患者が生活する住宅は看護師の指示の下、投薬をするスタッフもおり、また食事も用意されている。今回の訪問先は中間のサポート付き住宅である。

ここで生活している方々は、個々に合わせた教育や学習サークルに参加したり、コーヒーショップで働いたり、ガラス工場で働いたり、ミーティングポイントに出かけたり、自由に出入りできる。どのように入居が決まるかというと、行政のニーズ査定員に会い、どんなサポートを受けられるか、どんな住宅に住めるのかを聞き、当事者がオーダーを出し、実際どのように実行に移すか決めていく。決定したものを市に計画として送る。その後6カ月ごとにチェックされる。必要なサポートはオーダーすれば受けられる。また家の中ではなく、社会で他の人々との共同作業も重要なので、個別に対応がなされる。

社会生活は、例えば買い物や洗濯、役所や郵便局に行くことなどもそれぞれ個別な対応が用意される。仮に洗濯をするにしても、介助者がすべてをしてあげるのではなく、当事者が、そもそも洗濯の仕方を知らないのか、それともする必要がないと思っているのかなどを検討し、個々の考えに対応したサポートをする。掃除の場合も、必要な道具が分からないのか、部屋が汚れていることが分かっていないのか、手助けを必要としているのか、それぞれに合わせてサポートするなど、異なるやり方をしている。

一律に同じサポートをしてしまうと、自分自身でできることも取り上げることになり、結果として何もできなくなってしまうことになる。入院中心だった時代は、周りの人がすべてをしてしまうことにより、本人の生きる能力自体を奪ってしまっていた。例えば1週間の計画も、ストレスを掛け過ぎない程度に、あまり多くの活動を入れ過ぎないように生活のパターンを作成する。ある人の例を見ると、月曜日はデイ活動を行い、1週間分の買い物をする。洗濯、掃除は隔週で行う。火曜日は精神科外来に行き、薬をもらう。水曜日はミーティングポイントに出かける。木曜日はグループリビングホームで調理のコースに参加する。金曜日は朝食を住居でスタッフと取る。シャワーや着替えはサポートをしない、などなど。適切なサポートを少しだけしてあげれば、大きなサポートはいらなくなる。何かあったときに、近くにサポートをするスタッフがいることが大事であり、病院は1～2週に1回看護師から薬をもらうくらいで、医師には年に1、2回程度しか会わない。何か変化があれば外来に電話をするが、救急入院も少なくなった。20年前はこの活動はなく、仮に退院しても、すぐ再入院になる人が多かったが、この包括的に社会に関与していく方法にしてから、救急対応が減り、重症例も減ってきた。

改革を始めてからこの方法にするのに5～10年かかったが、患者が入院していた頃と比べても症状も軽快し、入院期間も短くなった。病気を持っていても、健常者と同じような生活を送り、社会にかかわることにより、このような良い結果になってきたので、正しい道を進んでいると感じているそうである。

◎精神科入院施設

ストックホルム市南部にある精神科入院施設を訪問し、その取り組みを聞いた。ここに来てまず驚いたことは、この施設の隣に幼稚園があるということである。日本では考えられないことである。幼稚園の職員や園児を持つ親からの反対はないのかと聞くと、仮に初めはあったとしても、実際に施設が出来てしまえば、誰も文句を言わないそうである。むしろ園児の方が、入院患者をからかったりすることがあるくらいで、患者の方が問題を起こすことはないそうである。

この施設は南部地区の精神科入院施設であり、ストックホルムの人口の4分の1の50～60万人が対象になる地域だそうである。救急と外来もあり、病床数は20床である。重症かつ長期的な疾患を持つ人が対象であり、登録されている患者は約850名である。軽度の障害の方は他の外来施設に行き、この施設には来ない。

入院に関しては自由意志での入院と強制的な入院の双方がある。治療を強制するのは、重度障害なのに自身が治療の必要性を理解できず、自傷、あるいは他害する人である。強制入院に関しても、患者自身が不服を訴えることができ、その場合1週間以内に行政裁判が行われる。ただ裁判になる割合は実際少なく、個々のケースに合わせた治療計画が立てられる。

入院は最高4週間の治療であり、更に必要なときは行政裁判への申請が必要になる。行政裁判は医師、患者、家族が立ち会い、調査を行う。主な対象は入院が必要な18歳以上であるが、他人に対して攻撃的な人は、他の施設での治療になる。常に満床であり、回転も速い。1週間に20人が入院し、20人が退院する。平均で10日間くらいの在院日数だそうである。薬物治療を中心に生活と食事の面倒も見る。20床しかないので、救急が必要でなければ、住宅で見ることにもなるし、満床の時は他の地域のユニットを紹介することもある。もちろん時には隔離をしたり、行動を制限したりすることもあるが、基本的には自傷、他害をする人に限られる。驚かされるのは、この入院施設は重症の人が中心であるといいながら、病床数は20床しかなく、在院日数は平均10日であるということである。つまりは、地域や外来、周囲の支援がしっかりしており、また精神科疾患に対する社会の理解があるのではないかとも感じた。

◎認知症研究

スウェーデンには現在認知症の罹患者が15万人おり、その中でアルツハイマー型の認知症（ＡＤ）が12万人である。また65歳以下の若年性認知症が1万人で、年間2万3０００人が認知症として新しく診断されている。ストックホルム県では年５０００人が新しく認知症と診断されている。認知症にかかる費用は年間４００億クローナ（約５６００億円）ほどで、脳血管疾患、がん、心疾患合計の費用に相当しているそうである。また平均寿命も延びているので、今後の経済的な不安も大きい。その対策に関しては、学術的な部門、臨床部門と連携し、カロリンスカ研究所の中で練られている。

また「スウェディッシュ・ブレーン・パワー」という組織を作り、早期に診断名をつけて治療を始めるということを目標に活動も行われている。今回訪問した「カロリンスカ・フッディンゲ大学病院」は、早期の診断法の確立や疫学研究、新しい薬剤の開発など、認知症の分野では国際的なリーダーシップを取っている。新規に診断名をもらった人は同大学病院に登録される。認知症領域の医療、介護の質を上げるためにもこの研究は重要になってくる。

この施設には軽度の認知症を診て、遺伝的診断や臨床試験を行う物忘れ外来と、複雑な認知症や行動異常がある患者を診る老年精神科がある。26の初期医療センターから紹介される施設であり、ストックホルム県の65歳以下の若年性の認知症の方はすべてこの施設で対応している。ここでの新患は年間約500人であり、現在5000人を追跡調査している。1940～50年代生まれの人が多く、平均年齢は63歳である。20～30年代生まれの人は基本的には初期医療センターで診ている。物忘れ外来には年間1200人の依頼書が来るので、1週間以内に看護師から連絡をし、問診などをし、医師がどのような検査が必要か指示をする。実際正確に診断名がつくまでには2カ月ほどかかる。

治療のステップとしては、初期診断は初期医療センターによってスクリーニングされる。初期医療センターでは4人中3人は認知症の診断名のミスがある。そのため初期医療センターの医師には教育が必要であり、そこも行っている。検査は髄液検査をするが、3分の2は認知症の診断名のつかない記憶低下や軽度記憶障害がある。ただ軽度記憶障害の人は7～12年後には約35％が認知症に移行している。2000人の健常老人の追跡調査をした際、認知症の診断がつく6年前から兆候が出ている。症状が出る30年前から脳の変化もみられる。海馬やベータアミロイドを見れば、症状がなくても30年前から病理的には分かり得る。こういった調査から、今は新薬の研究の中に軽い記憶障害のみの人でも組み入れられるようになってきた。他にも認知症のリスクの分析も行っている。たばこやアルコール、頭部外傷や環境因子によってリスクが増えたり、境界型の糖尿病でも1・67倍アルツハイマーになりやすかったり、さまざまなことが分かっている。

私はこの視察でスウェーデンに来るのが3回目だが、スウェーデンに来るたびに認知症に対する研究が進んでいることを感じる。日本はもちろん、世界的に認知症は大きな問題として取り上げられており、今後、認知症の人がどう生活していくのかを確立していくことはもちろん、認知症そのものを根治するような夢の治療薬の開発をカロリンスカはじめ、世界での臨床研究に期待している。

◎自殺予防

○希死念慮のある人のケア

国立自殺研究・精神疾患予防センターにて、カロリンスカ研究所の精神科医で、自殺予防研究の教授、またWHOのディレクターである医師に、自殺予防の取り組みを聞いた。現在世界で毎年100万人が自殺で命を落としている。世界平均で見ると10万人当たり11人が自殺をし、男性が女性より多い。

日本の自殺者数は世界的にも多く、10万人当たり20人を超えている。日本人の傾向としては、恥の観念が強い国であり、特に男性は倒産、リストラほか、種々の不幸と思われることから現実逃避するために、結果として自殺率が高くなっている。男性は、支援を求めることも少なく、自殺に至るまでの過程で、うつ症状などに気付きづらいのも問題である。

自殺は年齢も影響しており、男性では、児童、青少年の方が少なく、高齢の方が多い。自殺に関してはその過程に注目するのも重要である。若い人は感情のコントロールができず、希死念慮発生から自殺に至るまでの時間が短い。うつ症状がある人、依存症の人は逆に希死念慮発生から自殺に至るまでの時間は長い。外部要因も影響する。だが、こういった事前の症状、異常を自分で認識していないわけではないということも分かっている。

ヨーロッパにおいては、自殺した人の4分の1が自殺の数週間前に医師のところに相談に来る。自分で心の異常を感じているが、そのほとんどは精神科医ではなく、一般医に支援を求めている。精神科以外の受け皿として、初期医療センターへの教育は進めているが、いまだに診断が十分ではないのも事実である。結果として治療をしていないか、していても不十分であり、抗うつ剤を使っていなかったり、量が少なかったり、途中で服薬をやめてしまっている。

自殺を防ぐには患者の背景やリスク因子を把握して診ることが重要である。診断名がつかなくても、家族に自殺した人がいれば、遺伝的因子もあり、ストレスの影響の受け方なども関係するので、やはり自殺する可能性も増える。自殺のリスク因子として年齢、子供・青少年、トラウマ、暴力、精神障害、性暴力のほか、成人、高齢者では失業や、離別がリスク因子になる。不安であることもリスクになる。入学や入社の1年目に新たなグループとのかかわりの中で生じるストレスも要因になり得る。

実際にはどのようにして自殺を予防すべきなのか。重要なのはネットワーク、つまり繋がりである。家族であり、仕事の仲間であり、スポーツ仲間であり、自殺企図者のリハビリにもネットワークを見つけることが重要になってくる。自殺企図のあるような人が、自分の社会の中でネットワークを見つけるのは難しいので、例えば死別をした人には、ポジティブなミーティングや社会的なアクティビティーを用意することが重要になる。

また自殺未遂を起こした人が、健康な人の中に一緒にいることもプラスの影響がある。ただ、特に若い人に対して、こういったアクティビティーを提供する環境が足りていない。ヨーロッパでこの15年間、インターネットが問題になっており、青少年はインターネットのせいで更にひきこもってしまう。ライフスタイルとして、ネットをすることにより、生活リズムが乱れ、身体的な影響や中枢にも影響し、うつも悪化する。8～10%の青少年が1日5時間以上SNSなどのインターネットサービスを使っているが、このことが自殺の考えを持つ人に結びついているのも事実である。睡眠の問題も重要なので、解決策の一つとして睡眠の指導も行っている。他には食事や運動、あるいは宗教も影響を及ぼす因子になっている。

治療に関しては抗うつ剤、リチウム、抗精神病薬などを使うが、薬物だけでは不十分なので、精神療法も重要になってくる。黒か白で判断するといった考え方の人も危険なので、中庸の考え方をできるような指導も重要である。

ヨーロッパにおける研究では、同じ症状でも男女で異なった治療が必要であることが示されている。イタリア、スペイン、スイス、ドイツなどでは、男性の方が良い治療効果が出ており、女性は治療をしていないことが多い。北欧は逆である。女性が治療を受けており、男性は必要でも治療を受けていないことが多い。また医師や看護師の患者に対する姿勢も影響を与える。医師の中でも患者への対応が無意識のうちにネガティブになっていたりすることがあり、スタッフも含めて、心理面を含めた教育が必要になる。

自殺未遂を起こした患者が退院した場合は、しっかりした追跡も重要である。退院後、1、2、4、7週目、4、6、12、18カ月後に追跡をしている。追跡を行うことにより、明確な変化ももたらしているという結果が出ている。

メディアの取り上げ方によっても、自殺者数の結果が異なる。個々の症例を取り上げる際、なるべく良い部分を取り上げる。どのように悪循環から抜け出したか、対応策を示し、知識を与え、県や国のどこにどのような支援があるかを取り上げる。新聞記事と同じことを実行してしまうケースもあるので、気をつけなければならない。

依存症への対応によって、自殺率を下げた例もある。旧ソビエトではアルコールの値段を上げ、購入しづらくした結果、男性の自殺率が32％下がったというデータがある。本来は生産性向上のためのアルコール政策であったが、結果として一番成功した自殺予防になった。

学校の中で精神的不健康を取り上げて、子供向けに演劇を行ったり、先生に教育、指導をしたり、スクリーニングを行ったり、青少年向けの自殺予防プログラムを行う実験もヨーロッパで行われた。結果として、子供向けの演劇や先生に教育、指導をした場合は良い結果が出ており、青少年向けのプログラムも自殺率を低下させた。自殺に対する考えに関しては、スクリーニングには調査対象の14％が引っかかったが、そのうち支援を求めるまでに至ったのはその3分の1だけであった。本人の問題より、親の協力姿勢が支援を阻んだ要因になった。ただ、いじめにあっていて、援助を求めた子供は良い結果であった。

スウェーデン国内においても、青少年に関してはネットの問題、不眠や不動（非活動）などのボーダーラインの中に入らないような、うつ症状の人もいるが、こういった青少年に対して、アンケートやいろいろなスケールを使って、スクリーニングを行うなどして、自殺予防に努めている。青少年外来という、教育や医療から切り離した外来があり、ここには精神的なこと、性に関することほか、青少年が不安を拭える、かつ気軽に相談できる場所として役割を果たしている。ここは予約なしで行くことも可能で、親にも口外しない場所としても認識されている。

○警察官・消防士・救急隊員などの自殺予防における協力体制

スウェーデンには、警察や消防、救急などが協力して自殺予防に取り組んでいるSPIS(Suicide Prevention in Stockholm County)プロジェクトがある。緊急の状況のとき、〝112〟番に電話をするが、条例ではその際は警察しか対応できない。救急や消防は警察の指示がなければ、たとえ現場に先に着いていても何もしてはいけない。

自殺しようとしている人が目前にいる場合も、警察が来るまで対応できなかったという状況もあった。自殺の場合は違う方法で対応すべきという消防からの申し出があり、このSPISプロジェクトが始まった。自殺しようとする人に対し、訓練を受けていない人が間違った対応をすれば、好ましくない結果になると考えられていた。だが、実際はリスクを想像し、積極的な関与を躊躇する方が、より危険な状態にさせてしまう。そういったことからこのプロジェクトが始まり、自殺予防対策の仕組み作りを始めた。

参加したメンバーは消防、警察、医療、救急の各組織のチーフ、あるいは各専門家である。まずは教育と情報提供から始め、理論的な部分、実務的なケーススタディをもとに、自殺企図者といかにコンタクトを取るかというテーマで、教育ビデオの利用、会議や講演会などの開催をした。会議において、警察、消防、救急が参加してそれぞれの職種間の経験を共有し、また、オーストラリアのメンタルヘルスファーストエイドプログラムという、精神的不健康はどのようなタイプがあり、自殺企図者や不安感に悩むうつ症状の人とどのように話すべきなのかといった講習もなされた。それぞれの職種の代表が受講した後、各々の組織に戻り講師になっていった。

もう一つの取り組みとして、電話の交換手の対応に関しても教育を行った。今までは電話がかかってきた場合、交換手はその後どこに連絡するかの判断が難しい状況もあった。だが、自殺企図者の情報に関しては、警察、救急、消防すべてに連絡を入れるよう変えた。そして、現場に最初に到着した人が対応をできるようにした。現場に到着したら、ときにはドアを壊し、ときには人を抑えることなども、どの職種の人間でもできるようになった。

今までは自殺企図者に対する知識も少なく、対応の仕方によっては悪い結果につながってしまうことを恐れていたが、実際は放置している時間の方が怖く、前述の取り組みによって、良い結果につながっている。

またプロジェクトと同時に自殺に関する「SOSデータベース」も作成している。今までは警察と救急のデータが共有されていなかったが、統合することにより、自殺の多い場所、時間、曜日などの統計も取れるようになった。その結果、例えば、電車の駅、橋の上、高い建物などが危険と判断されれば、これらの場所に予防の対策を講じている。ストックホルムには自殺者が多い橋があるが、橋の欄干の一方を高くしている。景観を損ねるという批判もあるが、簡単には飛び降りられない対策を講じている。自殺するために時間がかかるほど、気持ちは落ち着いてくるので、そのための工夫である。

自殺既遂、未遂の人の分析も行っている。自殺者の家族とコンタクトを取り、話を聞いている。自殺未遂の人もリストを作成し、救急や消防、警察の車に常備している。また自殺企図者がいる場合、警察の出動グループに特別精神科看護師を一人つけるようにする取り組みも始めた。結果、自殺未遂の患者も含めて、警察が出動する回数、救急外来の数も減ったそうである。

スウェーデンの人口10万人当たりの自殺率は、一番多かった1970年頃の約22人から下がり続け、現在は半減し約11人である。それでもなお国としては自殺者ゼロを目標に掲げ、取り組みを続けている。

◎精神科疾患患者協会

ストックホルム県支部の精神障害者協会。こちらは2人の常勤と3人のパートで運営されている。仕事は地域の協会に対するサポートほか、政治的な活動もしている。会員や会員以外からの電話対応や後見人を付けてもらうための対応も行う。ローカルな協会として、当事者が主な会員になっている。会員の70～80名ほどは、ストックホルム県で仕事をしている。ストックホルムにはその他に20のローカルな会があり、地域や協会間で共同作業が行われている。運営費は市から支給されており、地域ごとの学習サークルなどのアクティビティーも運営している。会員は経済的に困窮している層が中心で、働き始める前に病気になったり、病気で退職をした人が多い。公的な地域や県のお金が必要とされている。

1995年に精神科医療改革が実行され、多くの精神科病院が閉鎖になり、精神科患者が一般社会で生活するようになった。長期入院していた人は、周りの人がすべてのサポートを行っていたため、洗濯や掃除など日常生活が一人ではできなかった。そういった中で、精神科医療改革のプロジェクトが進行していった。当事者グループにプロジェクト費用が支給され、当事者本人の意見を尊重していった。当事者の意見を取り入れるために、疾患の経験者などがコーディネーターとなることもあった。躁鬱病などの精神科疾患の勉強会も開催するようになった。結果、新患に対して新しい治療計画を立てられるようになり、また当事者がノーマルな生活を送れるようにもなっていった。

だが、プロジェクトを進めていく中で、精神障害者は経済的に一番立場が弱く、費用面では問題も多く出た。政府は精神科疾患に予算を増やしているが、当事者にはなかなかお金が回らず、周囲への教育などに使われているのが実情である。現在でも将来の精神科医療のためのプロジェクトが実施されている。当事者と市の担当者が定期的にミーティングを行うために、それぞれの協会から代表者を出している。こういう会や委員会には当事者も参加しており、やはり当事者の意見を入れるのが一番大事だと感じている。

ただ精神科に関しては一番低く位置づけされており、常に不満を感じている。このような取り組みの中で、いろいろな問題も生じてきた。病床数を減らすことによる社会の受け皿の不足や改革の最中の幼稚園児や外務大臣の殺人事件、こういったことがあるたびに改革が逆戻りしそうになることもあった。

協会は、一般市民にも大きく働きかけた。病床数を減らすことによって、人間らしく生きられるようになり、社会に働きかけることにより、精神科疾患に対する見方も変わっていった。精神的不健康な人は周りにもおり、決してこの人たちが危険ではないということを理解させるための取り組みを続けていった。

その中で、国も精神科疾患に対する今までの考え方を改めようという取り組みを強化していった。各協会、団体が定期的に精神科疾患の見方を変えてもらえるよう働きかけるための後押しをしている。当事者も働いている国のオンブズマンの組織もつくり、6、7年前から精神科疾患キャンペーンを行っている。劇や歌、絵画、展示などを行い、数年に一度キャンペーンを行う。人の記憶は長くは続かないので、定期的キャンペーンを行うことにより、精神科疾患に対する間違ったイメージを修正しようとしている。

「病気が、身体か精神かで差をつけるべきではない」という考えのもと、「精神的不健康」という表現も使用し始めた。その結果、より早いうちから、医療にアクセスし、助けを求めるようになり、症状が好転していった。人々の精神的不健康に対する考えを変えようという強い信念を国が持ったことにより、彼らが一般の方と近い生活をできるようになっていった。当事者たちの意見を反映することにより、逆に本人たちも納得し、不満を言うことも少なくなっていった。

視察旅行所感

私が参加するスウェーデン医療福祉視察旅行は今回が3回目になる。参加するたびに感じるのは、スウェーデンの医療、福祉は日本とは違う次元での話し合いが行われている、ということである。違う次元と言っても、日本に比べて、ものすごくシンプルで、患者のため、障害者のために、その視点に立ち、寄り添いながら、当たり前のことをしているだけである。

「高い税金を払っていて大変だ」「税金が高いからできているだけの話だ」という声もある。だが実際、本当にそうなのだろうか。莫大な税金を使う以前に取り組める本当にシンプルなことがあるのではないかと感じる。

今回の視察は精神科医療をテーマにしたので、「日本でも問題になっている」、というより「問題として表に取り上げることも不十分である」精神科医療について考えることができた。スウェーデンで考えられていることは、「患者、障害者が、安心して暮らし、一般の市民と変わらない生活を送るにはどうしたら良いのか」という単純な考えである。

精神科疾患、精神障害者はスウェーデンにおいても隔離され、強制入院をさせられ、一般の社会とは分離されていた。それも約30年前までは当たり前のことであった。それが今では精神障害者も健常者と生活をし、権利を主張できるようになっている。

根幹の部分は、精神障害者に対する世間の偏見、差別がほとんどないということがある。表向きに「差別していないです」と言っているわけではない。実際、マンションのワンフロアに精神障害者の施設があったり、精神科の入院施設の横に幼稚園があったり、障害者が中心になって働いているレストランやコーヒーショップがあり、皆が当たり前のように利用している光景がある。障害者らが政治に意見を出し、それによって障害者に対する制度や方向性が決まる。自分に障害や病気があることを隠す必要がない。精神科病院にも気軽にかかることができる。コスタ氏たちが政治家、国へ働きかけ、そのことが精神科医療の改革へとつながり、現在のスウェーデンの精神科医療、福祉の形が築かれていった。

まず、国が精神科疾患に対する偏見を正そうという方向性を示し、マスコミが一斉に、かつ定期的にキャンペーンを行った。精神科疾患にかかった有名人にテレビで話してもらった。精神科疾患は身近であり、自分たちもなり得る病気だということ、精神科の病気とは具体的にどういったものがあり、精神科患者はどういった行動を起こしやすく、実際は怖いものではないということなど、全マスコミが一斉に報じ始めた。外務大臣や幼稚園児の殺人事件があり、もとの風潮に戻りかけた時も、精神科とはどういうものかを再度国民に認識させていった。精神科患者による犯罪は健常者に比べて多いものではなく、むしろ少ないのだが、病気を強調することにより、一般の人は恐怖感を持ってしまう。肺炎を起こした患者が病院にかかり、入院歴があり、事件を起こしても、病気のことを報道されることはない。精神科疾患も他の病気と同じで、根拠もなく報道する理由もない。結果として、偏見や差別がなくなっていった。

偏見や差別がなくなり、社会が受け入れる態勢になれば、具体的な受け皿を用意していく必要がある。街中にグループホームや施設を作り、社会として包括的にサポートできる仕組みを作っていく必要もある。当事者と共にどのような将来設計をしていくか、共に話し合わなければならない。スウェーデンのケースマネジャーのような職種を充実させ、何が本人にとって一番良いか、各々に合わせた支援を行っていく必要がある。本人にも決定権を持たせ、一番安心できる方法を考えるべきである。その際、医師だけでなく、周囲の人たちに対する教育も重要になる。それぞれの職種がより積極的にかかわっていかなければならない。

障害者本人と接する場面では、本人を中心として支援をしていく。介助する側の都合で行うのではなく、本人の生活に合わせて、出来ることをさせてあげ、出来ないところだけ、手助けをする。また本人が行きたいときにトイレに行き、お風呂に入り、食事を取り、何か不安や不満があれば、寄り添って、落ち着かせることも重要だ。人員数を充実させる必要もあるが、本人が安心していれば、奇行や奇声をあげることもないという。スウェーデンでは、患者や障害者がそういった行動を起こすのは介助しているスタッフに原因があると考えているそうである。実際、スウェーデンの施設やグループホームの利用者たちは日本の施設にいる利用者に比べ、笑顔で楽しそうに感じる。スタッフも楽しそうであり、明るい雰囲気であるように感じられる。

個々の疾患への対応も大事になってくる。スウェーデンでは治療のためのガイドラインだけでなく、依存症、認知症、統合失調症などの症状とあわせて、どのように社会で生活していくべきか、ということもガイドラインになっている。もちろんそのための社会基盤と制度が必要である。障害者をただの患者、病人として、一方的に介助していくのではなく、たまたま足りない部分があるので、そこは補い、サポートし、それ以外は健常者と同じだという考えのもと、敬意を払った対応と支えていく仕組み作りが重要である。

日本でも、精神科病院や障害者施設の精神科医、また精神科に関わる多くの方々は、目の前の患者と向き合い、治療や介護をしている。ただ現実としては精神科疾患に対する偏った情報が多く、偏見や差別の意識を持たれている現実がある。スウェーデンでもその考えが数十年前までは当たり前であったという。国が方向性を決め、あらゆる職種の人たちが同じ方向を向き、議論を重ね、今の状態になった。

日本において、精神科医療・福祉に対して皆が同じ方向を向いて議論をすることはまだまだ十分ではないが、誤った事実ではなく、客観的な事実をもとに国民に精神科疾患とはどういうものかを説明し、精神科疾患、患者に対するイメージを変えていければと感じる。そのことが、これからの日本の精神科医療にとっての第一歩になるのではないだろうかと感じる。

（本レポートは2013年8月の情報です）

スウェーデン精神科医療視察

1．視察日時

2013年8月10日から18日

2．視察概要

①スウェーデン精神科医療を取り巻く諸制度および歴史
②精神医学・医療の改革
③アルコール依存症
④精神障害者の自立及び生活支援でのコミューンの役割

⑤精神神経疾患患者のためのデイアクティビティーセンター
⑥統合失調症患者及び家族からなる協会の役割
⑦同上協会が運営するデイケアセンター
⑧国としての統合失調症患者への取り組みについてのガイドライン
⑨精神科患者のグループリビングホーム
⑩精神科医療の入院施設
⑪カロリンスカ大学病院認知症ユニットの活動と最新の研究
⑫癲癇について
⑬精神衛生状態による自殺研究／予防のための国立研究センター
⑭精神疾患患者協会

スウェーデン精神科医療視察感想——あとがきにかえて

平田二朗

社会保障に対する国の制度

スウェーデンの社会保障の話が出てくると、「彼の国の体制は高福祉・高負担を国是とする国であり、日本の社会構造に適用するには無理がある」と日本の国を代表するような人から、発言が飛び出す状況である。それは財政や経済的な背景が日本と違うからという言い訳を伴っている。しかし国家の根本的なあり方や民族や文化のあり方、それに民主主義や基本的人権に対する考え方に両国の違いがあることを、掘り下げて理解しないまま、単純に「国の制度が違うから」という理由だけで片付けてしまうその種の人々にとっては、いつものどに引っかかる存在としてスウェーデンがあるのかもしれない。

スウェーデンも日本も資本主義国である。それも世界的に先端を行く企業を抱えている。なのにどうしてここまで違いがあるのか理解に苦しむ人が多い。この10年スウェーデンの医療・福祉関係の人々と交流を重ねてきたが、私なりに考えてきた結論は、社会構造（ヒエラルキー）の違い、特に国家の支配構造の違いが大きいように思う。

スウェーデンの識者たちは、日本を評して「儒教の国だ」という。もっと大きく言えば「西洋と東洋の違い」かもしれない。中国や朝鮮・韓国や日本は西洋の象徴である民主主義とはもともと縁が薄い存在であった。それでもいち早く西洋化を図った日本は明治維新から目覚ましい躍進を遂げたが、それでも天皇制を頂点とする中央集権国家でしかなかった。欧米も同様の国がないわけではないが、本格的な民主主義が基調となるような、風土と文明と経済が全体を支配していた。

今日本の識者は北朝鮮の独裁主義国家や中国の共産党一党独裁主義国家を笑っているが、つい60数年前までは、日本も同様の国家体制であった。日本は敗戦に伴い、アメリカから「民主主義」を押し付けられた。現在の日本の総理大臣は「自主憲法」を作ろうと試みているが、その改正の中身は「儒教的な」復古主義である。

憲法は国民が国家を規制するものであるが、この「儒教」的な人々は、国民を国家が統制しようとする流れを作りたがっている。社会保障は国民にとっては生存権を中心とする生きていくうえで重要な制度である。この社会保障に対する国家としての考え方や施策にスウェーデンと日本にかなりの違いがあるわけだが、その背景の違いが社会保障制度の違いに出ている。

今日本ではジャーナリストたちが「知る権利」を叫んでいる。あえて「知る権利」を問題にしなければならないということは、「隠そう」とする人たちがいることを示唆する。「隠そう」としている典型は北朝鮮の情報統制である。中国も同様に支配者たちが「隠そう」とする。

ではどうであろう。大半のヒエラルキーの上部にいる人たちは「隠そう」とする。しかし漏れ出た情報により政権が交代せざるを得ない状況になるような、国民の怒りが噴出した事例があった。「消えた年金」問題である。

当時の政権も官僚も国民をなめていた。社会保障の一方の柱である「年金問題」は連日報道された。もう一方の柱である医療・福祉制度はどうであろうか？　スウェーデンのように、国民が知り、国民が財政も運営も決める「透明性」を持った制度運営には程遠い、一部専門家と称する利害関係者が集まって、審議会や部会で議論をして決定に持ち込んでいる。

日本の制度のあり方は「隠そう」とすることを基調にして出来上がる。年間40兆円にも及ぶ診療報酬の具体的な中身と決定過程に、国民の理解を得るような、もしくは国民が参加するような仕組みなどどこにもない。

利害関係者が集まり、政権から診療報酬の総枠を提示されると官僚がかじ取り役をしながら「分捕り合戦」を開始する。国民は蚊帳の外である。「隠そう」という行動の基調には、さまざまな背景からでてくる「支配構造」のあり方が関係しているようだ。「由《よ》らしむべし、知らしむべからず」という発想が基本となって、「為政者」として振る舞っている。

しかもそれが官僚だけでなく企業やさまざまな組織でも「官僚化」してしまった今日、国民にとっては異様な「閉塞感」を抱かせている。精神科医療や精神科・神経科の患者さんたちは、社会保障制度の中でも最低の扱いを受けている。世界中探しても精神科患者さんを「隔離政策」で処している国などほとんどない。

社会の中で精神科・神経科の患者さんたちが地域で生活できるような環境をつくり、社会が病気として正しい認識に立つような努力を国としてなされないまま、医療費削減のために入院ベッドからの追い出しにかかっている姿は、悲惨としか言いようがない。

国民が精神科・神経科疾患に対して理解を示し、その上で最適な治療環境を整えて、患者の自己決定権を尊重しながら治療効果を上げてきているスウェーデンの現状を見て、「ため息が出る」思いであった。ベッド数は人口対比で日本の10分の1。医療費削減のためにベッドを削減してきたわけではない。治療やリハビリ効果を上げるために改革が実行されてきた。30年前までは日本と同じベッド数だったそうである。「なぜ？どうやって？」が素直な疑問であった。

今回の視察で大きな収穫を得た。ぜひとも日本で精神科医療にかかわる人たちに伝えていきたいと感じた次第である。

精神科医療改革の取り組み

1967年スウェーデンでは3万6000床の精神科ベッドが存在した。日本の現在の精神科病床数と人口対比で変わらない。当時1000床以上の大規模病院が国営で運営されていた。大半が閉鎖病棟であり、日本の現状より隔離度が高いと言える。それが82年と83年に改革が実行されるようになった。

スウェーデンの精神科医療改革に携わってきたフィリッペ・コスタ先生は、改革の初期には「改革は理想だったが、精神科医は抵抗し、住民は反対した」そうである。当時の精神科医は治療と治療環境を総合的にとらえていなかったそうである。

精神科患者さんを入院という手段で隔離し抑制をしていく方式は、患者個別の症状に対して適切な治療効果を得ていくことが難しく、なにより患者さん自身が治療に参加するなかで、病気を克服する意欲を引き出すことが大切であるということを妨げていたことが、この改革の実践で証明されていった。

当時主流であった薬物療法から患者も参加する認知行動療法などが採用され、患者を取り巻く環境が劇的に変化していった。精神科病院の入院と外来機能にまかされていた精神科医療が、県や市町村、医療従事者、家族、患者組織が一体となった取り組みへと変貌していく。

当時の精神科医は症状が治まれば、「治療は終了した」と考え、自分たちの責任は終わったと考えていた。外科医たちの感覚と同じであった。しかし精神科や神経科疾患の特性を考えたときに、治療と環境を総合的にとらえ、患者個別の治療やリハビリのシステム構築が大切であることを、力説していったのがフィリッペ・コスタ先生だった。

国が経営していた大規模の精神科病院を解体し、医療の主体を県の病院へと縮小して移行させ、市町村が日常生活とリハビリや看護・観察の主体となるように仕組みが大幅に変更された。反対してきた住民も、実際に移行してみると「何の問題も起きない」ので、反対の意見が終息していった。

しかし何も問題がなかったわけではない。改革の途中の２００３年には、時の外務大臣が精神科患者に殺された。同年に同じく精神科患者が幼稚園に侵入し2人の幼児を殺している。スウェーデン国内では大問題となった。日本では古くはライシャワー事件、佐賀のバスジャック事件、池田小学校事件などがあるが、この時の両国の政府や行政の対応に決定的な差がある。

スウェーデン政府は、この事件を契機に精神科疾患や神経科疾患の病態や科学的な知見をマスコミ等の協力を得ながら大々的に国民の理解を得る方向に動いた。認知症がどのような病気であるか、病態はどのようなものなのかを理解してもらう作業と同じく、精神科、神経科疾患に対する理解を広めるキャンペーンを展開した。精神科患者が他傷行為に及ぶのは、どういう疾患のどのような時期に出てくるのかを国民や関係者、患者に知らせ、本人も含め、周りも正確に把握できるようにした。そしてそのような他傷行為の危険性がある患者に対して、どのような治療と観察方法が適切かも知らせていった。

このことにより国民は「無用な不安感」を持たなくて済むようになった。自傷行為や他傷行為を行う危険性がある場合、医療が直接患者を強制的に入院させることが出来るようになっている。14日間のみという制約がつき、もう一つ強制入院が適切であったかどうか、裁判所が調査に来るという制約がある。その他はすべて患者本人の意思決定が必要である。

無論強制でなくても本人の意思で入院することはできる。

では日本ではどうだったであろうか？　ライシャワー事件の前は、精神科入院患者をあまり拘束することなく開放病棟化を推進していた当時の厚生省が、またもとの隔離・閉鎖政策に戻ってしまった。佐賀のバスジャック事件では、神経科疾患の患者が引き起こした事件であったが、担当の医師が「治療そのものは終わっている」というコメントをして、他傷行為に及ぶ患者が野放しにされているという印象を残したまま、国民の不安はマスコミによって煽られたままである。池田小学校事件になると、精神科疾患の患者に対する恐怖感が煽られたままである。「何もしない政府や行政」の象徴的な事例であろう。いわゆる「官僚的」な対応である。

精神科疾患や神経科疾患のありようはスウェーデンでも日本でもなんら変わるところがない。しかしその疾患に対する社会の取り組みには、これだけの差がある。スウェーデンが精神科医療の理想だとは言わないし、彼の国で政府や行政の高官も「精神科医療が自慢だ」とは言わない。認知症や脳科学などは世界に誇れるものだと自慢している。

10年ほど前スウェーデンを訪問する際に精神科医療を視察したいといった時に、当時の日本のスウェーデン大使は「精神科医療は見るほどのものはない。それより認知症のことをよく視察してほしい」といった。スウェーデン国内ではそれくらいの扱いなのである。

今回視察のテーマを「精神科医療」に絞り込んだが、第1回の訪問時認知症の視察の中に1日だけ精神科施設を見学した時の記憶と、スウェーデンという国は人権を大事にし、社会基盤として社会保障制度を整備し、とりわけハンディキャップを持つ人たちには特別の態勢で臨む国であるという認識から、わが国で最低の扱いしかしない精神科・神経科疾患への対応を視察したいと考えた次第である。「期待通り」というか期待した以上に学ぶものがあった。

フィリッペ・コスタ先生は精神科医と政治家として仕事をしてきたと述懐していた。社会の最底辺に押しやられた（スウェーデンでも）精神科患者さんの治療および環境を改善するためには精神科医としてだけでなく政治の力が必要だとも述べられた。まだまだ改革の途中だと言われていた。特に入院施設が少ないのでその中間にあたる施設の必要性を強調されていた。また医療は県、生活支援と観察は市町村というのは、連携と連続性に問題があるとも指摘されていた。

そして何よりも特筆されることは、これらを語る人々の大半が県や市町村の「公務員」であるということである。日本の「官僚」さんたちとはまるきり違う。患者や障害者の立場で考え行動している。保身的な立場や「民間任せで、取り締まる」立場の上から目線の感覚がどこにもない。高い税金がこれほどまでに透明性を持った形で国民に還元されていれば、「それが当たり前」と思うであろう。

日本では消費税を上げようとすると、大半の内閣が倒れる。「何に使うか分からない」「不透明」な税金の使途に信頼を寄せている国民は少ない。政・官・財の上の人たちが、自分たちが進めるうえで必要な情報だけ国民に知らせ、世論を誘導しようとしても、根強い国民の不信感をぬぐえるものではない。「税と社会保障の一体改革」と言いながら、社会保障が今より良くなるか少なくとも悪くはならないと幻想をばらまいているが、彼らは本当の将来像を知っている。「悪くなる」のである。

社会で一番差別されている精神障害者に対し、寄り添う形で対応している国と、「官僚的」な対応で何もしない国では、ここまで違いが出てくるのであろう。医療費削減が本当の狙いなのに、取ってつけたような「地域との共生、ノーマライゼーション」などを標榜する我が国の行政組織にこそ、視察し学んでいただきたいものである。スウェーデンの話となると、制度や国のあり方がまるっきり違うと一蹴する政治家や官僚の方には、耳の痛い話だろうが。

精神科医療・リハビリ・生活支援について

スウェーデンに視察に行って驚いたことがある。精神・神経疾患に関する患者組織が公的な補助のもとに成り立ち、その組織が県や市町村の医療や生活支援、看護のあり方などの運営に関与できるようになっている。公的な運営委員会が開催され、それぞれの組織から代表者が参加する。精神科疾患患者組織が8つ。一般疾患を含めると45の患者組織があり、それぞれの治療やリハビリ、介護、生活支援のあり方などに意見を述べ運営に反映させる。この話は精神疾患患者協会ストックホルム県支部に伺った時に聞いた。聞いたときは本当に驚いた。

日本ではまず精神疾患別の患者組織がない。家族会があるが当事者である患者が参加しているわけではない。またこれらの患者組織が公的な運営にかかわる委員会に参加し、その運営のあり方に意見を述べ決定に参加できる。協会の幹部の人たちに「皆さん方は幸せですね。日本にはまず精神疾患の患者組織がないし、運営に参加できる状態でもない。一般疾患も患者組織があっても、その組織の意見が運営に反映できる場などありませんよ」と述べた。

日本では医療提供者の大半が民間事業者だが、個々の運営に患者組織が入りこむなど聞いたことがない。医療提供者の思惑で勝手にハード、ソフトを決定し提供している。医療提供者は患者を向いてその内容を決定するというより、財政的な裏付けになる診療報酬制度や許認可官庁である厚生労働省の意向をみて決定している。体質的に患者サイドには立てないし、立たなくても運営できる。患者である当事者が運営に参加してくるなど、日本の医療提供者には想像もできないのではなかろうか。「与えるもの、施すもの」という基本スタンスが日本の医療組織には根強くある。「投薬」「与薬」「コンプライアンスがいい患者」などは普通の医療者が使う言葉だが、根底には「上から目線」が存在する。

最近インフォームドコンセントという言葉も流行っている。しかしこの言葉にも理解できない人に説明して同意を求めるというニュアンスがあり、今の日本では医療者にはそのことをしっかりするように督励されている。いわゆる「前提が違う」ように思える。

精神疾患の患者さんには「人権」などなく、拘束し、抑制することが当たり前と考えている精神科医療従事者が多い。病棟内で問題行動を起こすと医師に鎮静剤の投与を求める看護者の姿は、普通に見かける光景だ。認知症疾患患者に対しても同様の行為があったが、国民の認知症疾患に対する理解が行き届き始めたおかげかどうか、「当施設は患者さんが問題行動を起こしても抑制措置は取りません」ということをアピールする施設も出てきた。

スウェーデンで患者組織がなぜ運営に関与できるようになったのか。30年前は日本と同様な仕組みであった。日本と同様に入院ベッド数があり、日本と同様の治療スタイルであった。しかしそれが改革された。それを言い出したのは普通の精神科医だった。精神科疾患の治療にとって患者さんを取り巻く治療環境が重要な役割を果たすと考えた。

認知症の患者さんが問題行動を起こす時には、その背景にストレスの存在があると言われている。自分が伝えたいこと、自分のしたいことが周りに伝わらない。結果としてよくない事態になったりすることへのいら立ちが問題行動となって表現される。スウェーデンでの認知症施設では「問題行動を起こさせることはスタッフの責任」という話を聞いた。精神科医はこのストレスを感じさせる環境が病気に悪影響を及ぼすと考えた。

病態と疾患のあり方を患者本人に自覚させ、治療に参加させ、認知行動療法など治療方法を使いながら、普通の生活の中で治療とリハビリに取り組むような仕組みを生み出した。当事者が自分の病気を正確に把握し治療に加わってくるわけである。一般生活を送らせる責任は市町村に持たせた。住居と観察・看護の責任と当事者が参加したケアプランの作成責任が市町村にある。周りの住民の同意を取る責任が市町村にあるようになった。医療は県が担い、介護、看護、自立支援は市町村という区分けである。これに国営の障害者就労支援企業がある。

観察・看護関係ではＡＣＴ（Assertive Community Treatment）と同様な組織編成で組み立てられ、どういう行為を行うにしても患者が決定権を持つ。患者の同意なしで出来ることは重症化して他傷・自傷行為に及びそうな時に医師がなす強制入院の措置だけである。その入院措置も妥当性を裁判所が判断する。多分日本の精神科施設では考えられないし、想像すらできないのではないだろうか。個別の治療やリハビリプログラムに患者の意思決定が必要でかつ全体運営にも患者組織が関わってくることなど、どう考えても想像すらできない。しかし現実に実施されているのである。

フィリッペ・コスタ先生が描いた治療と環境を総合的にとらえたうえでの一連の改革プランは社会全体の変革も伴うものであった。先生は「精神科医は社会的、総合的な対応を考えなければいけない」と言われていたが、まさにそのとおりである。社会を変えなければ精神科患者さんたちはいつまでも偏見と差別にさらされ、治療したくても受療機会を奪われ、かつ治療環境としては異様な環境の中で過ごすしかない。

日本では精神科医療の大半を民間の医療機関に委ねてきた経過がある。方向転換するにも公立の体制が基本であるスウェーデンの精神科医療を機械的には導入できない。また患者さんに地域生活をしてもらうと言っても、地域の偏見のために孤立した生活を余儀なくされる。デイサービス、デイケアやミーティングポイント、アクティビティセンターなどの施設を日本で街中に設置しようとしても、強烈な住民の反対に遭遇するのが日本の現状である。このような状況のままで「地域との共生」などと標榜してもしらけるだけである。

診療報酬制度の中で唯一ＡＣＴ的なものは訪問看護だけという日本の現実で何が出来るというのであろうか。医療費削減のために病床数を減らしたら、従事する職員が路頭に迷い、患者さんは孤立している事態が容易に想像できる。国を挙げて国民の理解と公的な組織の責任を明確にした取り組みがなく、いたずらに診療報酬制度と行政指導のみで安上がりの精神科医療体制を作り上げようなどという発想は、現場を知らない「官僚」だからこそ出来る作業である。腰を据えて腹をくくった改革案の提示がなければ、より現場を混乱に陥れるだけである。そしていつもしわ寄せは患者さんに行く。

日本の官僚が本気で世界に通用する精神障害者対策を考えるのなら、まず自らの官僚組織が具体的な責任を取る制度と、医療費を削減しようなどという姑息な発想に立たず、患者サイドからの組み立てで必要な財源措置を取る覚悟が必要であろう。結果として自立する患者さんが増え、就労し、社会に貢献することなどにより、社会的・経済的な効果も生み出す。とってつけたようなサービスメニューを並べ、自立支援ではなく障害固定化かもしくは後退につながるような施策の提供では、民間任せで介護報酬を得るためのアリバイ作りみたいな業者のサービスが跋扈《ばっこ》する介護保険の世界と同様の失敗を招くであろう。

スウェーデンでは一人ひとりの患者に対して、社会復帰を目指す場合はこれこれのプログラムで、それを誰が担当し、どのようにしていくかを患者さん本人に示し、そして患者さんの意思決定をもって実行する。きめ細かい対応はそれだけのマンパワーを要するが、かたや病床数を大幅に削減できたことも事実である。肝心なのは隔離を基本としていた時代と現状の体制で治療に当たった場合の治癒率の違いである。持効性の薬品の出現もこのノーマライゼーションに役に立ったが、ポイントはフィリッペ・コスタ先生が言うように「社会的・総合的」な対策であろう。

まず精神・神経疾患に罹患した患者さんが、きちんと専門医療機関や医師にアクセスできる環境を作ること。これは国民の理解が重要であり、偏見を取り除く作業が求められる。日本では精神・神経疾患に罹患すると患者本人のみならず家族・親族までもが「隠そう」とする。なぜなら周囲にそのことが知られたら遺伝的な問題があるはずだとして、差別を受ける実態があるからである。精神科や心療内科を標榜する医療機関は、なるべく人目につかないところに立地している。本来なら精神・神経疾患である患者さんが専門医師に受診するのは10％程度しかいないと言われている。日本の精神・神経疾患の患者さんたちは病気として扱われず、人格・人権まで否定される。

国民や患者さんに対して疾患に対するすべての情報が開示され、事に臨む国と、為政者や医療者が持つ情報と患者・国民との間に圧倒的な情報の非対称があるあ日本では、患者の利益という視点では当然差が出てくる。日本の精神科医療の分野では一般診療科と比較して、患者が医療情報を得、自ら判断して医療に参画してくるという形を作ることがほとんどない。欧米から遅れ、そして日本の国内でも一般診療科から「患者の人権」という点で、遅れている現状は、かなり社会的・構造的な問題を内包しているように感じている。

例えば就労支援にしても障害者の雇用義務を企業に負わせることで解決しようとする日本と、障害者個別に症状や障害に合わせた就労と自立支援を図るスウェーデンでは、統計の取り方や発想が逆である。日本の場合差別の解消を図らないまま、企業を雇用率で取り締まるという発想なのに、スウェーデンは患者さんがどれだけ自立できたかを見ながら就労問題をとらえ推進している。「似て非なるもの」であろう。

スウェーデンでは患者一人当たりの就労支援費が取り組むほどに下がってきているそう

である。いつまでたっても「上から目線」で解決しようとする日本の支配者や「官僚」では、そもそも問題解決させるのが無理ではなかろうか。いま日本の精神・神経疾患の問題を解決できる当事者能力がある人は、たぶん精神・神経疾患に関わる医療従事者しかいないのではないかと考える。なぜなら患者さんや障害者に一番近いところにいて、一番寄り添っている存在だからである。スウェーデンで改革を言い出し実行してきたのが、普通の精神科医であるフィリッペ・コスタ先生だったのだから。

自殺予防の取り組みに関して

今回自殺予防に関する国立研究センター（NASP）の所長のレクチャーを受けることが出来た。8年前スウェーデンを訪問視察した折、精神科急性期病院の会議室でストックホルム県の担当者から自殺予防マニュアル「自殺願望のある患者へのケア」というスウェーデン語で書いてある書籍を受けとって以来の自殺に関するレクチャーである。

今回は自殺研究・予防の国立のセンター長とのやりとりである。カロリンスカ研究所の精神科教授でもある。ダヌタ・ヴァステルマンさん。今年（2013年）の12月には来日しフォーラムに参加する予定だそうだ。日本の取り組みにも詳しかった。「最近は日本でもうつ病と自殺の関係に注目しているようだ」と評価していた。毎年世界では100万人が自殺するとのこと。日本が毎年3万人近くもいるということは、すごい比率である。日本人は「恥」の概念がありうつ状態になってもなかなか周りに知らせたり受診したりしない。最近は男性で老人の自殺者が増えていると述べられていた。そしてスウェーデンでは子供の自殺対策を考えているそうだ。自殺対策でのポイントはいろいろな切り口から周りとのコミュニケーションを取るようにしていくことにある。子供の場合ゲームやインターネット、パソコンなどにより孤立した環境になることが多く、そこにいじめや性の悩み、精神的な悩みが介在すると自殺につながる。

子供たちが自分の悩みなどを学校や友達、親に知られない状態で相談できる体制を敷き、子供からの発信をアンケートなどで受け止める方法などを契機に自殺予防のプログラムに誘導しているそうである。当然そこには子供たちの信頼が得られる措置を施している。教授は自殺予防は常に事例を研究、分析し解決の方向を見いだし実践していくことが大事だと強調していた。自殺予防の一般モデルと医療モデルを統一して実行しなければいけないが、精神科医でもまだまだその意識が浸透していないと言われていた。

また警察や消防の対応も重要で、きちんとした知識と体制（例えば自殺しようとする現場にパトカーが出向く場合は精神科看護師が同乗する）とフォロー（助かった自殺企図者は必ず医療とつなぐ）をしている。具体的に発生した事例から自殺予防が始まるのである。ストックホルム市にあるとても眺めのいい橋は、一方では自殺の名所でもある。そこには飛び降り防止の柵が目立たないように取り付けてある。自殺企図者は思いつめて実行しようとしたときに、それが出来ない場合次の方法に移ろうとするタイムラグの間に自殺願望の意欲が減衰することが多いそうである。これらは日本でも議論されているが、医療者につなげることなどはまだ体制がとれていない。

スウェーデンでは自殺予防の研究と実践が精力的に行われ、30年ほど前は日本と同じような自殺率だった状況を半分以下の自殺率に押し下げた。それは精神科医療の改革とも流れを同じくしている。スウェーデンでも自殺願望のある患者が精神科の専門診療を受けていないパターンがまだ多いと言われていた。しかし日本ほどではないようである。

8年前「自殺願望のある患者へのケア」というマニュアル冊子を、日本で翻訳、刊行しようとして、スウェーデン語で記述されているがため翻訳するのに時間がかかり、3年越しに日本で刊行したことをお話ししたら、少し敬意の念を抱かれたようだ。まだまだ日本の取り組みは遅れている。内閣府が主催して取り組んでいるにもかかわらず、ようやく

3万人を切ったところである。医療モデルの受け皿となるべき医療者や行政組織もまだまだ当事者という意識がない。まだまだ遠い道のりだと思う。

刊行した『自殺願望のある患者へのケア』という本の推薦文は、マリア・ラーション・スウェーデン保健福祉担当大臣に書いていただいた。精神科医療と自殺予防の取り組みは私自身のライフワークと思っている。感想にかこつけてかなり手厳しいことも述べているが、治ることが出来る患者さんや自殺しなくてすむ人が、我々の取り組みを待っていると考えたら「何とかしなければ」と焦ってしまう。この文章を読まれたみなさん、できれば精神科・神経科医療と患者さんを取り巻く環境の改善にご一緒に取り組んでいただくことをお願いいたします。

最後に精神疾患患者協会の人が言っていた言葉「病気で身体と精神を分けるべきではない」という言葉と、統合失調症協会で言われた「家族は家族でありたいのであり、介護やケアをする人間でありたいわけではない」という言葉を紹介しておきます。

日本では患者さんと家族が一番つらい状況におかれています。

執筆者略歴（50音順）

奥野敦史（おくの・あつし）

1971年兵庫県生まれ、同志社大学卒。93年に毎日新聞社へ入社、岡山支局、奈良支局、大阪本社科学環境部、京都支局兼科学環境部、東京本社科学環境部で科学・医療・学術取材を担当した。2010年デジタルメディア局に異動、医療を中心とした新規事業開発に携わる。15年6月開設の一般向け医療情報サイト『医療プレミア』の立ち上げに関わり、現在、デジタルメディア局デジタル編集グループ『医療プレミア』編集長。

毎日新聞 医療プレミア：http://mainichi.jp/premier/health/

平田二朗（ひらた・じろう）

1949年6月11日生まれ、熊本県出身。

医療経営コンサルタント。西南学院大学商学部経営学科を卒業し、一般企業に1年間勤務後、医療機関を経営する財団法人に就職。人事、総務担当、医事課主任、診療所事務長、用度課長、病院建設部長、コメディカル事務長、病院事務部長、財務担当責任者、本部事務局長、法人理事、法人専務理事等を経験し、1992年に退職。この間、医療労働組合の書記長も経験。93年有限会社コメディカル、その後メディカルブレーン株式会社を設立。「病院法務セミナー」などの各種研修会を主催している。現在、株式会社コメディカル代表取締役。連絡先は　j_hirata@jcom.zaq.ne.jp

福田浩紀（ふくだ・ひろき）

1981年6月10日生まれ、東京都出身。

2004年、京都大学経済学部を卒業し、アステラス製薬に就職。2011年、メディカルブレーン株式会社（現・セイコーメディカルブレーン株式会社）に入社し、取締役として数多くの医療経営コンサルティング業務に関わり、現在に至る。

監修者略歴

渡部健一郎（わたなべ・けんいちろう）

愛媛大学医学部医学科卒業。高知医科大学医学部神経精神科学教室入局。
現在、公益財団法人・正光会・宇和島病院に精神科医師として勤務。

渡部亜矢子（わたなべ・あやこ）

久留米大学医学部医学科卒業。同大学医学部神経精神医学講座入局。
現在、公益財団法人・正光会・宇和島病院に精神科医師として勤務。

奥野敦史（おくの・あつし）
1971年兵庫県生まれ、同志社大学卒。93年に毎日新聞社へ入社、岡山支局、奈良支局、大阪本社科学環境部、京都支局兼科学環境部、東京本社科学環境部で科学・医療・学術取材を担当した。2010年デジタルメディア局に異動、医療を中心とした新規事業開発に携わる。15年6月開設の一般向け医療情報サイト『医療プレミア』の立ち上げに関わり、現在、デジタルメディア局デジタル編集グループ『医療プレミア』編集長。

スウェーデンの精神科医療改革

2016年3月1日 初版第1刷発行

著　者　　奥野敦史
発行者　　滝口直樹
発行所　　株式会社マイナビ出版
〒101-0003 東京都千代田区一ツ橋2-6-3 一ツ橋ビル2F
TEL 0480-38-6872（注文専用ダイヤル）
TEL 03-3556-2731（販売）／TEL 03-3556-2735（編集）
URL http://book.mynavi.jp

印刷・製本　株式会社ルナテック

ISBN978-4-8399-5721-6　C0047
Printed in Japan